치매예방과 인지향상을 위한

시니어 프렌드 컬러링북

꽃과 힐링 편

시니어컬러링북클럽 지음
도지화 감수

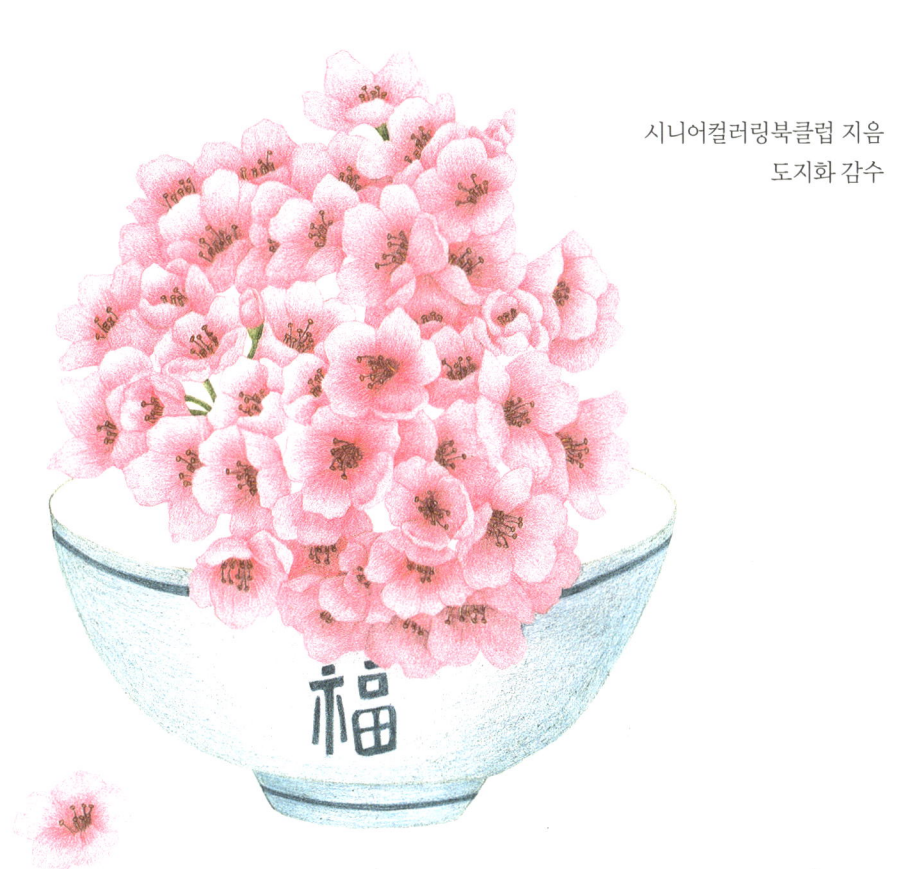

아이콘
북스

추천의 글

왜
컬러링이
좋은가?

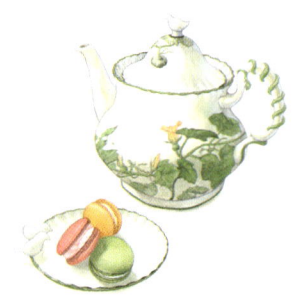

인간 발달 단계의 마지막인 시니어기에 들어서면 생리적인 변화와 더불어 신체적 기능이 저하하고 심리적인 면에서도 개인적 사회적으로 많은 변화를 겪게 됩니다.

이런 시기에 컬러링은 자기 삶의 긍정적인 면을 계발하는 훌륭한 예술적 방법이라 할 수 있습니다. 시니어들은 시각적 만족을 주는 심미적인 색채의 사용을 통한 예술 활동으로 삶의 건강한 측면을 끌어내기 위해 '자기 스스로 생산적이 되는 것'과 '자기 스스로 창의적이 되는 것'(Glaser, 1992)의 중요성을 스스로 체험하게 됩니다.

정신분석가 위니캇(Winnicott, 1971)과 코헛(Kohut, 1971)은 미술 작업이 방어나 통제를 줄여주고 상징적인 이미지로 감정이나 사고를 표현할 수 있으며, 타인과 연결하는 매개체로서의 역할을 한다고 했습니다. 그러므로 컬러링은 시니어뿐만 아니라 아동 및 청소년과 성인들의 삶의 질을 높여주는 데 큰 의미가 있는 활동이라 할 수 있습니다.

또한 걷기나 뛰기 등과 같은 체력은 감소되지만 상대적으로 지구력이 강해진다고 볼 수 있는 시니어들은 관절이 굳어지며 근육의 내구력이 떨어져 근육운동 조절에 어려움을 느끼게 됩니다. 이때 무리가 따르지 않는 채색 도구의 사용은 말단 근육을 지속적으로 움직이게 해 말단 근력 운동에 도움이 될 수 있고 근육 발달이 필요한 성장기의 어린이나 청소년에게도 역시 많은 도움이 될 수 있습니다.

그리고 스스로 선택한 이미지 안에 채색을 하는 과정은 단순히 색을 칠하는 것이 아니라, 마음속의 억압이나 상실, 왜곡된 부분을 발견하고, 자신에게 집중하게 함으로써 자기를 돌아보며 내면의 긴장을 완화하고 성장을 이끌어낼 수 있게 해줍니다. 이러한 집중, 즉 몰입을 통해 그림과 자신이 일체가 되는 경험도 할 수 있게 됩니다(정여주, 2001). 몰입이란 의식적인 사고나 아무런 감정이 없는 현재에 대해 갖는 긍정적인 정서입니다(Seligman, 2004/2006). 컬러링을 하는 동안 시니어뿐만 아니라 아동 및 청소년과 성인들은 컬러링북의 안정된 이미지 안에 자기를 꺼내놓고 수용하면서 직간접적인 상호의존적 관계의 경험을 통해 이런 긍정성을 획득할 수 있습니다. 컬러링 작업에 몰두하는 동안 자신도 모르게 마음이 평화로워지는 것을 스스로 발견하게 되는 것이지요.

 이렇듯 컬러링 작업은 말단 근육의 지속적 사용과 작업에 몰두하는 동안의 집중도를 통해 인지적 기능과 신체적 기능에 긍정적인 영향을 미치며, 자기표현 능력과 자발성을 증진시켜줄 수 있을 뿐만 아니라, 정서적 안정이라는 치유적 효과도 가져다줍니다.

 컬러링북을 이용한 채색 활동은 접하기 쉽고 작업 완성도가 높아 성공적인 결과에 대한 만족도를 높일 수 있다는 점에서 특히 시니어와 아동 및 청소년들에게 매우 적합하다고 할 수 있습니다.

도지화
재활심리학 박사, 쉼미술치료상담센터 소장

프 롤 로 그

 산책길에 핀 꽃을 보며 잠시 멈춰 일상을 내려놓게 되는 순간이나 친구와 만나 좋은 음악과 차를 즐기는 시간은 마음을 행복하게 합니다. 이 책은 여러분들과 함께 아름다운 순간들을 마주하고 힐링할 수 있기를 바라는 마음으로 시니어가 시니어를 위해 만든 컬러링북입니다. 순수미술을 전공한 작가, 디자이너 등 다양한 분야에서 전문가가 된 친구들이 모여 지난 한 해 열심히 활동하며 즐겁게 만들었습니다.

 나이 들수록 시간이 빠르게 흐른다고 하지만 새로운 일을 시작하거나 새로운 취미를 만나는 동안, 시간은 속도를 늦추고 한 박자씩 제대로 의미를 남기며 지나가는 느낌이 듭니다. 이 책은 바라만 보아도 기분을 좋게 하는 꽃들과 나에게 힐링이 되는 소품이나 옛 추억의 물건들을 그리며 나만의 힐링 시간을 가질 수 있는 작품들로 구성되어 있어 시니어들의 유익한 벗이 되어줄 것입니다.

 또한 그림 그리기 4단계 과정을 한눈에 이해할 수 있도록 해 시니어들이 쉽고 편하게 그릴 수 있는 것이 이 책의 특징이자 장점입니다. 어려워 보이는 일을 만났을 때 작게 나누어 하나씩 해나가면 어느새 끝까지 도달했던 경험처럼 4단계의 과정들을 차근차근 살펴보며 그려나가면 나만의 멋진 작품이 완성될 것입니다. 컬러링은 예술적 경험을 만들고 그것을 통해 삶을 보다 풍성하게 할 것입니다. 《시니어 프렌드 컬러링북 꽃과 힐링 편》으로 그림이 취미가 되는 멋진 순간과 마주하시기를 바랍니다.

시니어컬러링북클럽

이 책의 사용 방법

이 책은 시니어들에게 좋은 친구가 되고픈 마음을 담아 《시니어 프렌드 컬러링북》이라는 이름으로 탄생하게 되었다. 늘 곁에서 좋은 취미를 즐길 수 있는 벗이 되었으면 하는 바람이다.

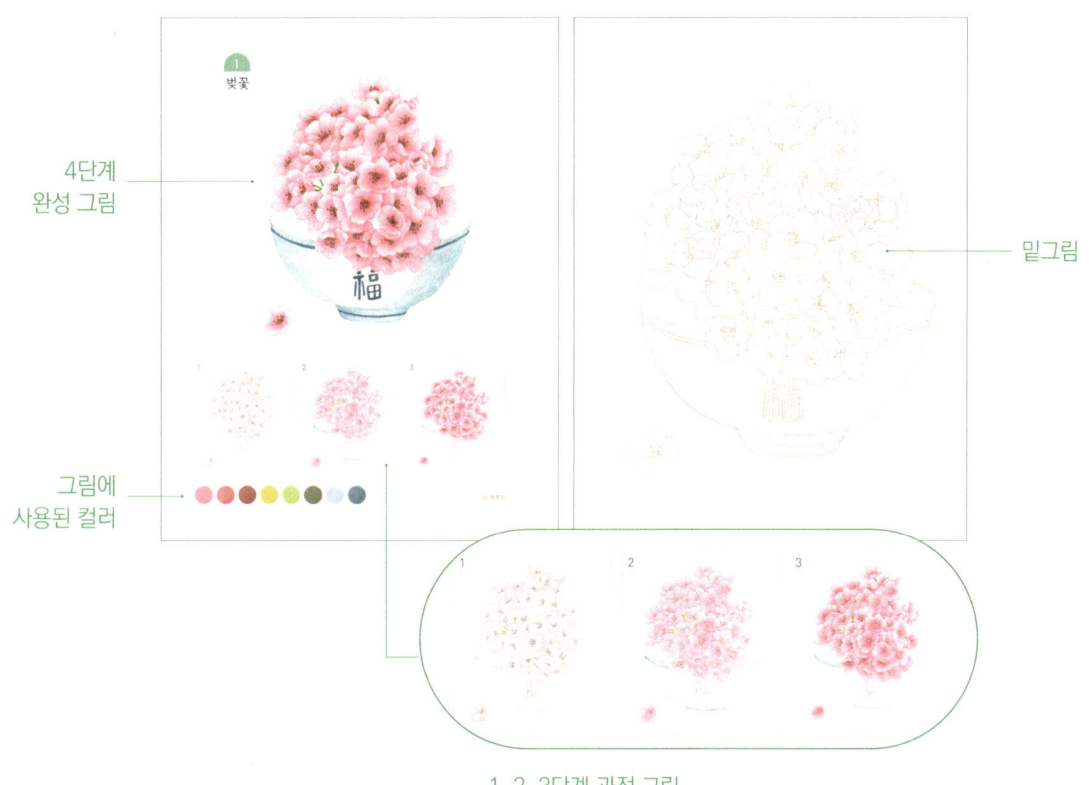

- 이 책의 가장 큰 특징은 4단계로 구성되어 있으며, 아래 부분에는 과정을 한눈에 알아볼 수 있는 1-3단계까지의 그림이 있고 윗부분에는 묘사를 더해 마무리한 4단계의 그림이 있어 누구나 쉽게 완성할 수 있다.
- 갖고 있는 색연필을 준비한 후, 1-4단계의 그림들을 잘 살펴본다.
- 맨 아래에 있는 그림에 사용된 색상을 확인 후, 오른쪽의 밑그림에 1단계부터 3단계까지 순서대로 색칠을 해나간다.
- 3단계까지 진행되었다면 위의 4단계 완성 그림을 보면서 음영을 넣어가며 곱게 색칠해 마무리한다. 완성 그림과 꼭 같은 색이 아니어도 좋고 자신이 좋아하는 색으로 완성해도 좋다.

- 이 책은 그림 그리기를 통해 정서적인 안정감을 향상시키고, 손 근육을 사용해 인지향상과 치매예방에 도움이 되도록 구성함과 더불어 그림을 그리다가 잠시 쉬어갈 수 있는 퀴즈 코너를 마련했다.
- 시니어들이 함께 모여 만든 컬러링북인만큼 편안한 마음으로 휴식을 가질 수 있는 퀴즈, 웃고 넘어갈 수 있는 난센스 퀴즈 등을 가볍게 구성했다.
- 그림을 그리며 떠오른 생각이나 어릴 적 추억을 떠올리며 회상을 적을 수 있도록 했다.

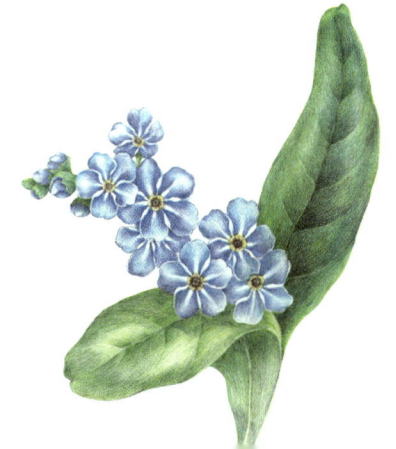

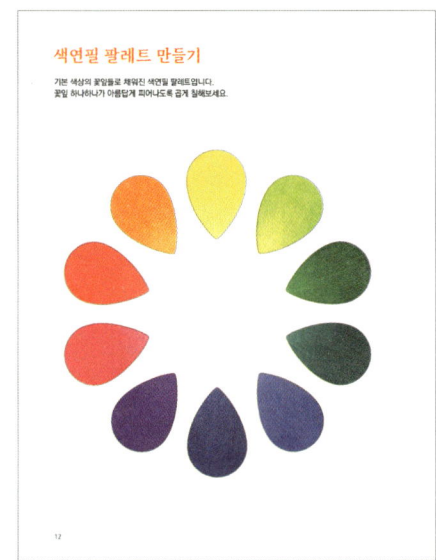
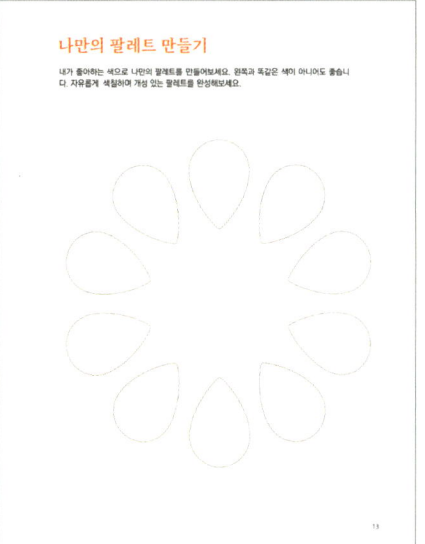

· 색을 곱게 칠해 나만의 팔레트를 만든다.

· 기초 선과 다양한 선을 연습한다.

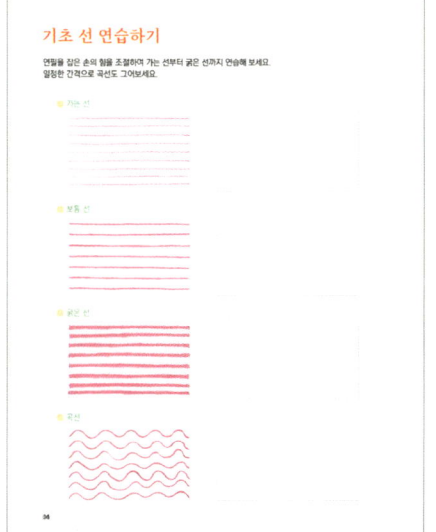
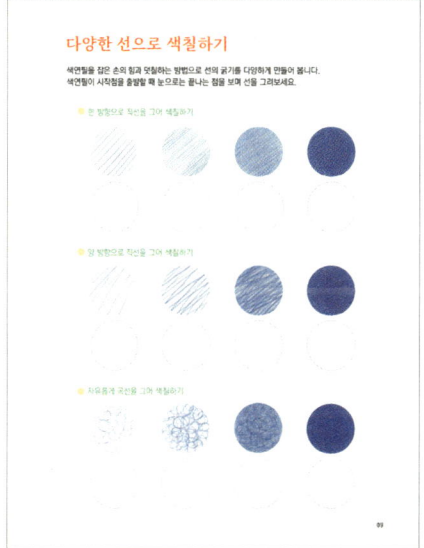

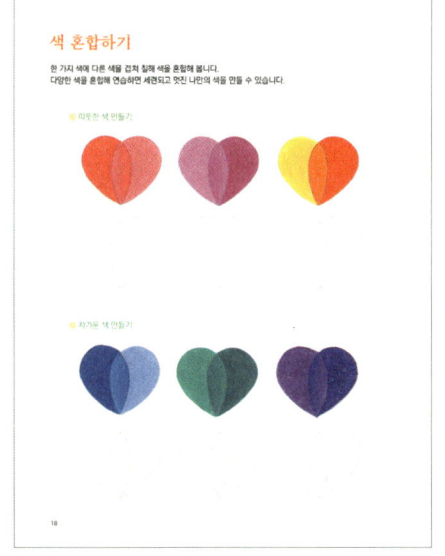
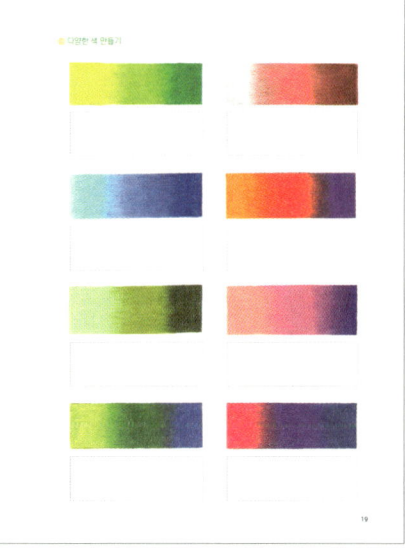

· 색의 명도 단계와 색 혼합하는 연습을 하면 그림을 그릴 때 곱고 예쁘게 색칠할 수 있고 자신감이 생긴다.

차례

프롤로그 · 4 | 이 책의 사용 방법 · 5

Part 1 시니어를 위한 색연필화 미니 레슨

색연필 팔레트 만들기 / 나만의 팔레트 만들기 · 12
기초 선 연습하기 / 다양한 선으로 색칠하기 · 14
다양한 색칠 방법 익히기 · 16

색 혼합하기 · 18
그러데이션 연습하기 · 20

Part 2 멋진 시니어를 위한 꽃과 힐링 갤러리

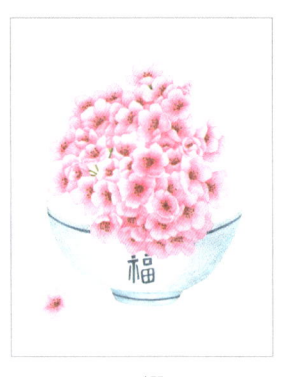
1 벚꽃

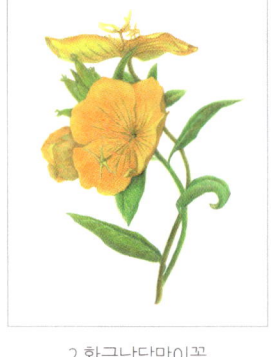
2 황금낮달맞이꽃

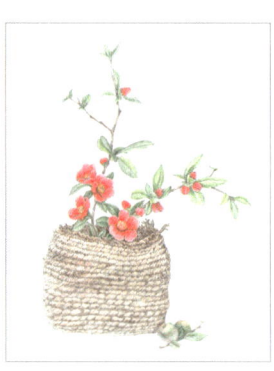
3 산당화 망태기

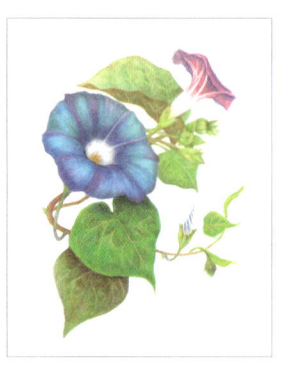
4 둥근잎 나팔꽃

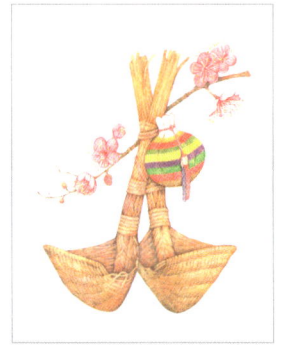
5 복조리와 매화

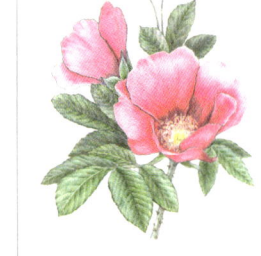
6 해당화

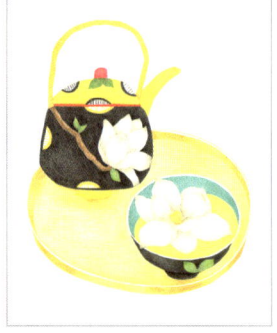
7 목련 티포트

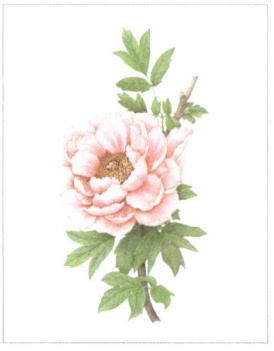
8 모란

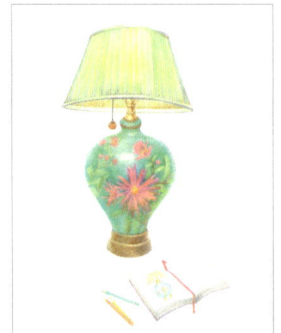
9 도자기 스탠드

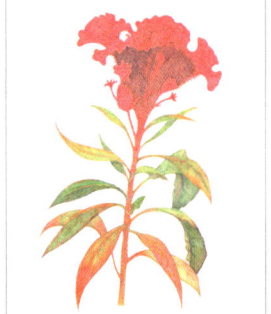
10 맨드라미

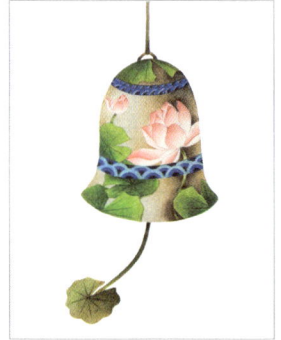
11 풍경

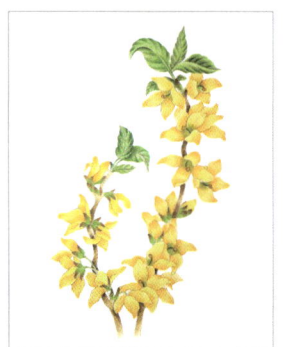
12 개나리

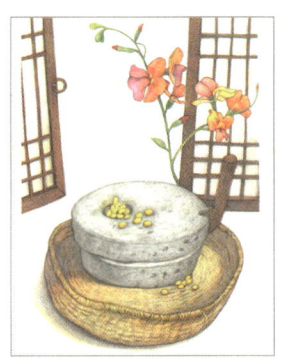
13 맷돌과 콩꽃

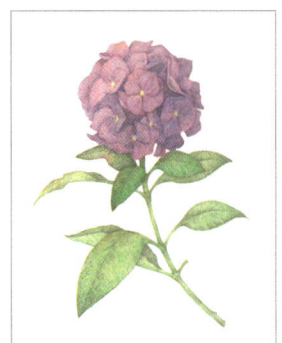
14 수국

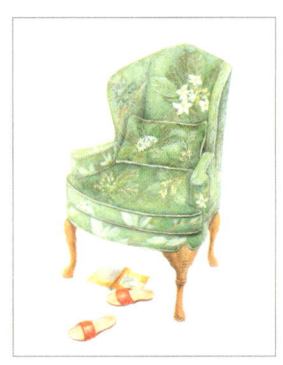
15 빈티지 소파

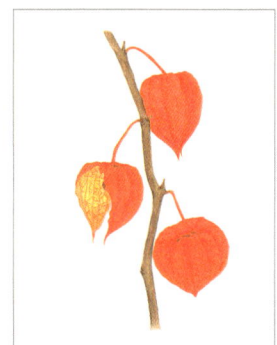
16 꽈리

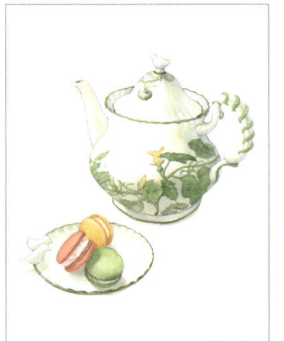
17 티포트

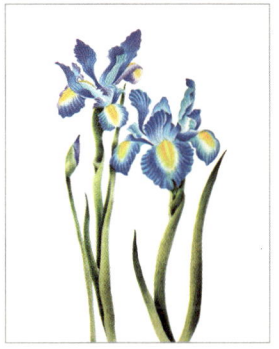
18 꽃창포

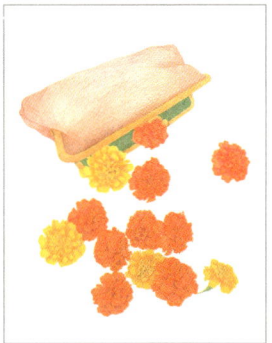
19 메리골드

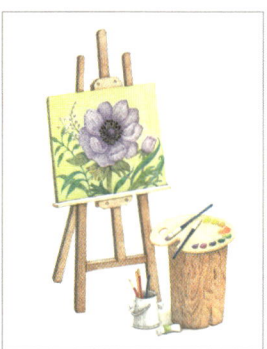
20 이젤

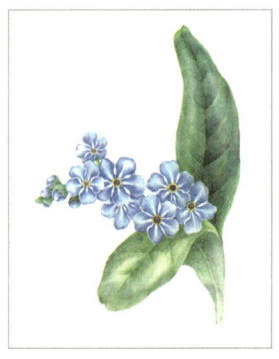
21 물망초

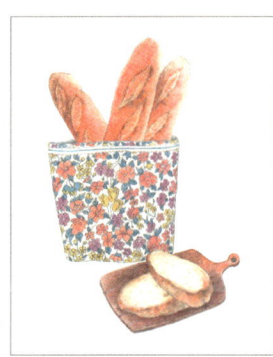
22 바게트와 꽃무늬 가방

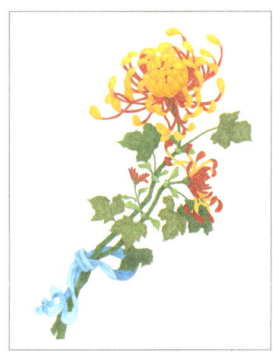
23 국화

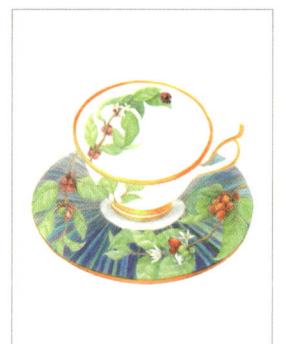
24 꽃 찻잔

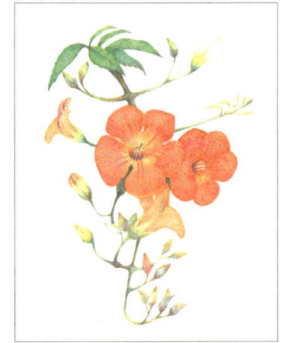
25 능소화

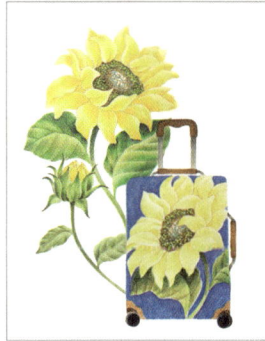
26 해바라기와 캐리어

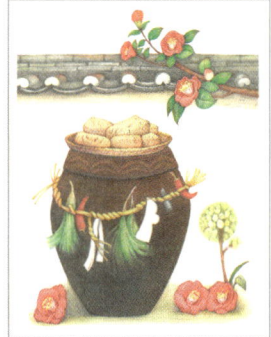
27 장독과 동백꽃

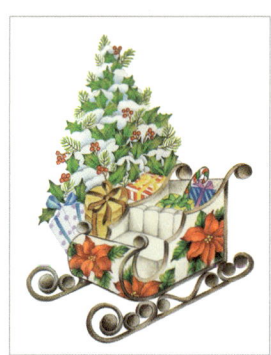
28 산타클로스 썰매

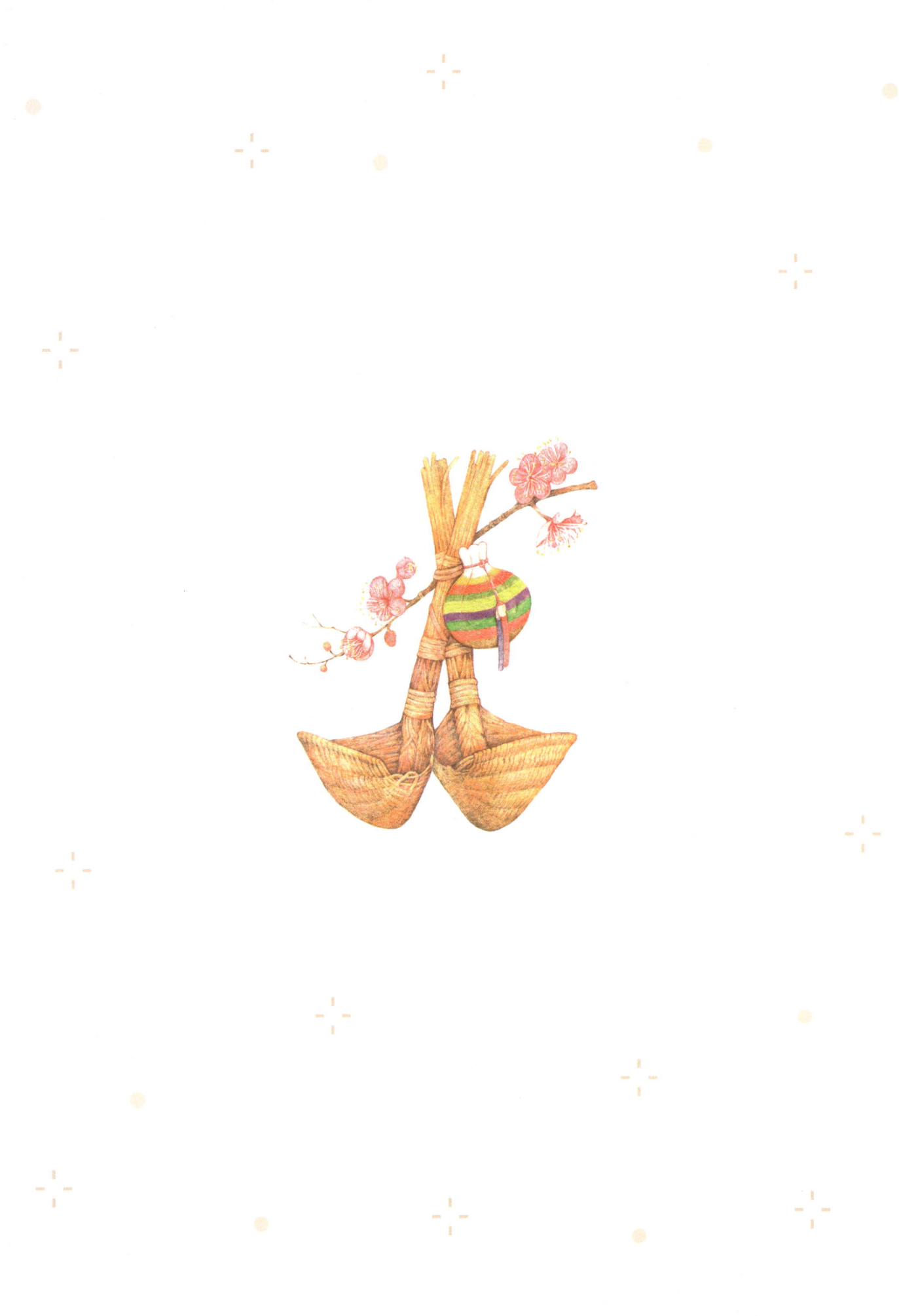

Part1

시니어를 위한 색연필화 미니 레슨

색연필 팔레트 만들기

기본 색상의 꽃잎들로 채워진 색연필 팔레트입니다.
꽃잎 하나하나가 아름답게 피어나도록 곱게 칠해보세요.

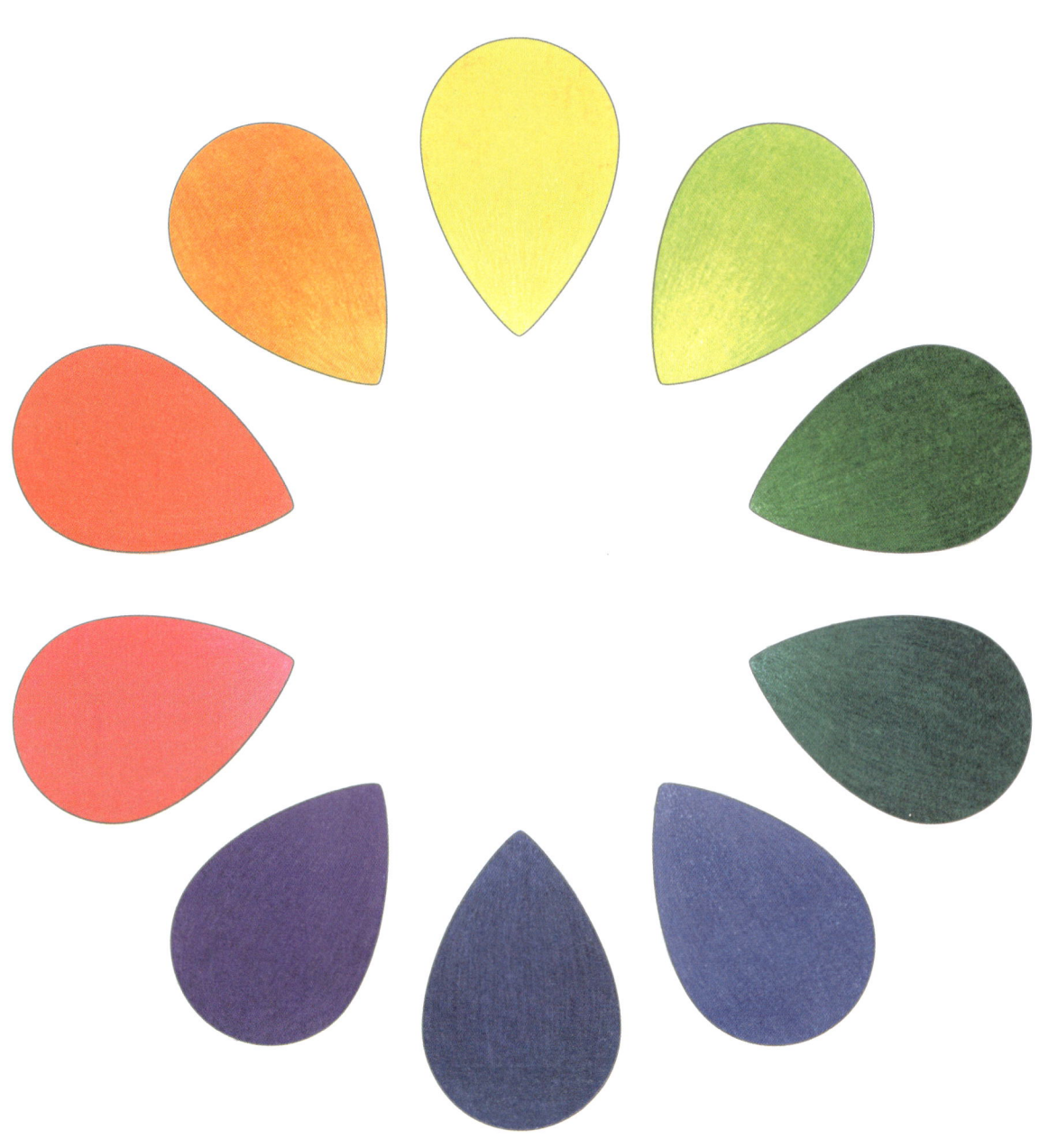

나만의 팔레트 만들기

내가 좋아하는 색으로 나만의 팔레트를 만들어보세요. 왼쪽과 똑같은 색이 아니어도 좋습니다. 자유롭게 색칠하며 개성 있는 팔레트를 완성해보세요.

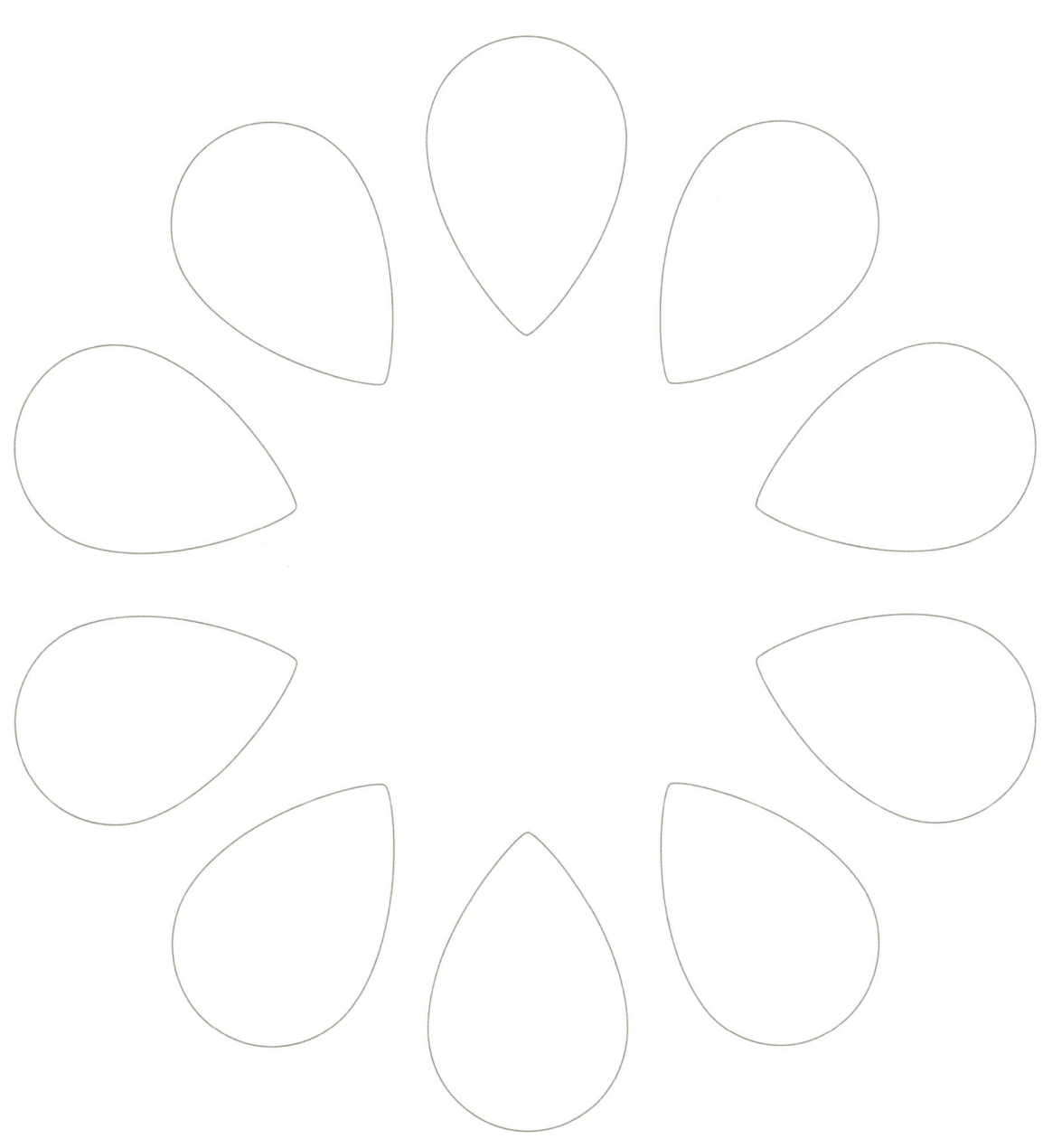

기초 선 연습하기

연필을 잡은 손의 힘을 조절하여 가는 선부터 굵은 선까지 연습해 보세요.
일정한 간격으로 곡선도 그어보세요.

● 가는 선

● 보통 선

● 굵은 선

● 곡선

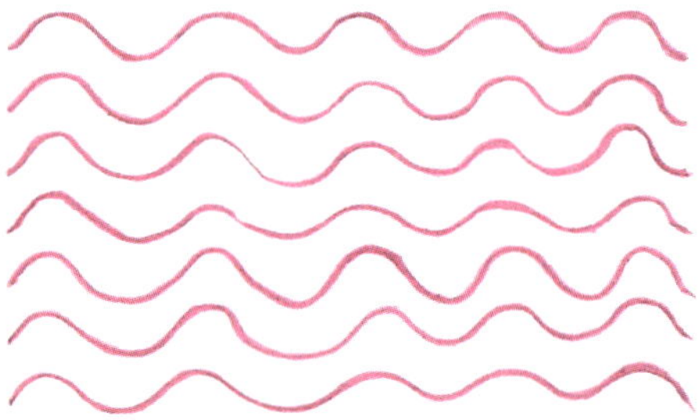

다양한 선으로 색칠하기

색연필을 잡은 손의 힘 조절과 덧칠하는 방법으로 선의 굵기를 다양하게 만들어 봅니다.
색연필이 시작점을 출발할 때 눈으로는 끝나는 점을 보며 선으로 면을 메워보세요.

● 한 방향으로 직선을 그어 색칠하기

● 양 방향으로 직선을 그어 색칠하기

● 자유롭게 곡선을 그어 색칠하기

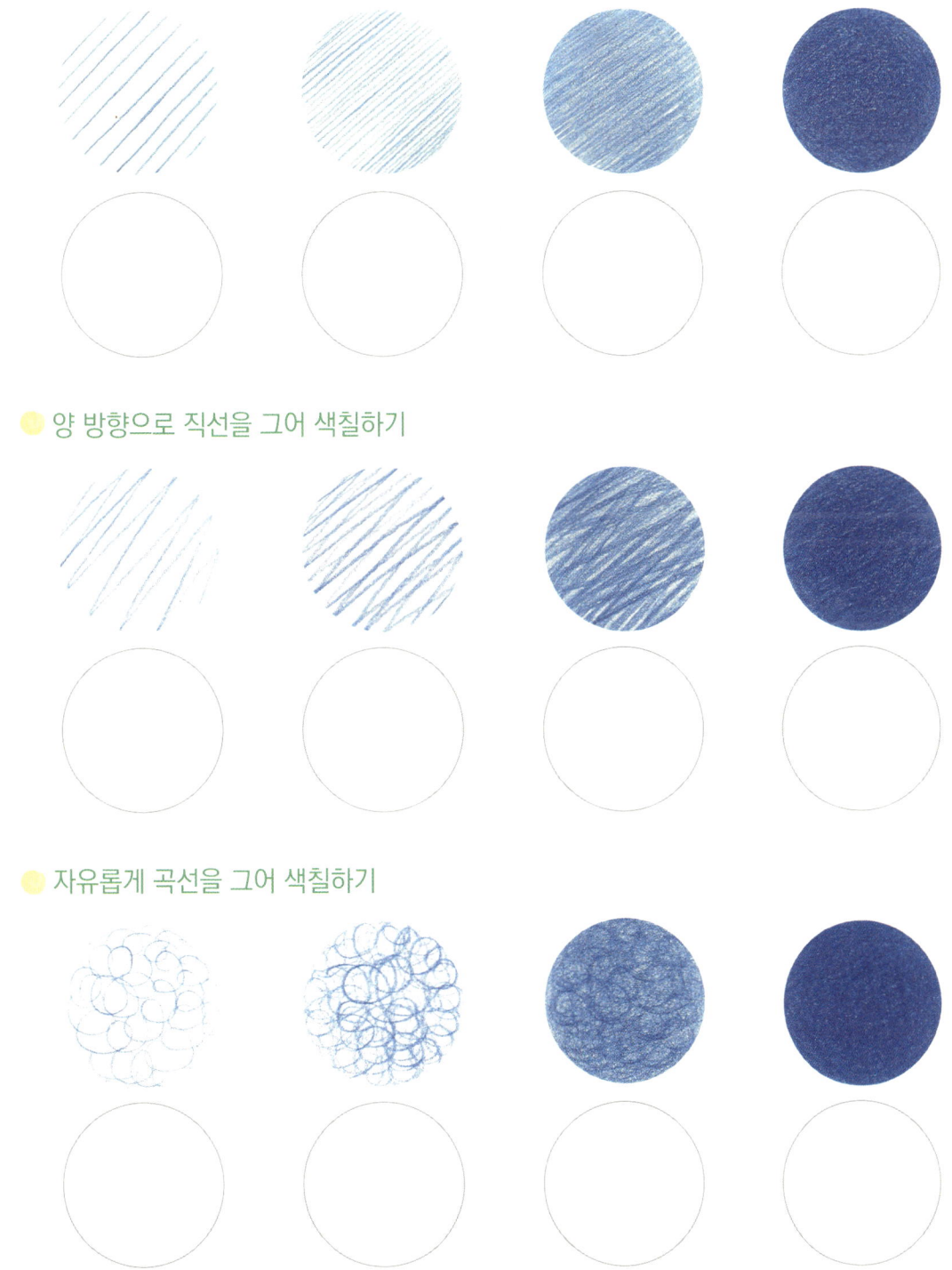

다양한 색칠 방법 익히기

색연필을 여러 번 겹쳐 칠해보며 명도를 단계적으로 표현해보세요.
그 차이를 이용하면 쉽게 입체감을 만들 수 있습니다.

● 색칠 횟수로 진하기 표현하기

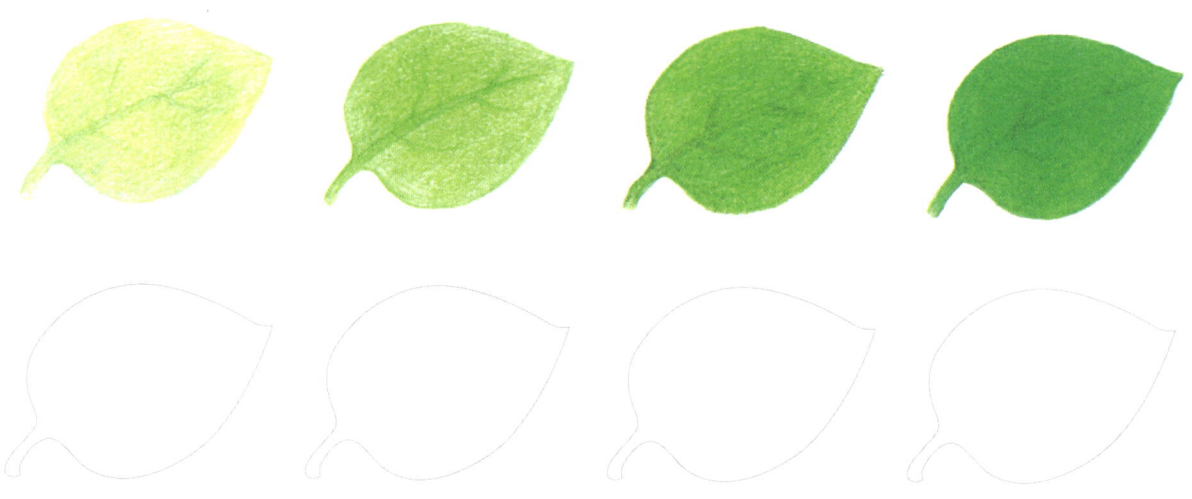

● 겹쳐 칠해 입체감 살리기

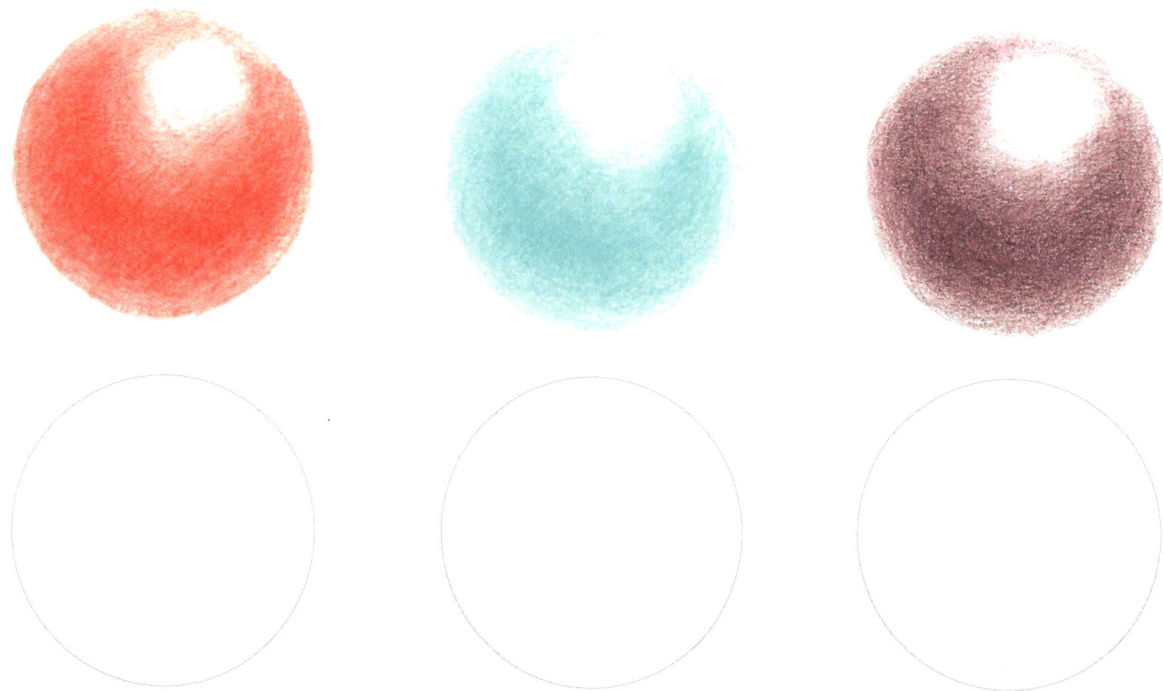

● 색의 명도를 단계적으로 표현하기

색 혼합하기

한 가지 색에 다른 색을 겹쳐 칠해 색을 혼합해보세요.
다양한 색을 혼합해 연습하면 세련되고 멋진 나만의 색을 만들 수 있습니다.

● 따뜻한 색 만들기

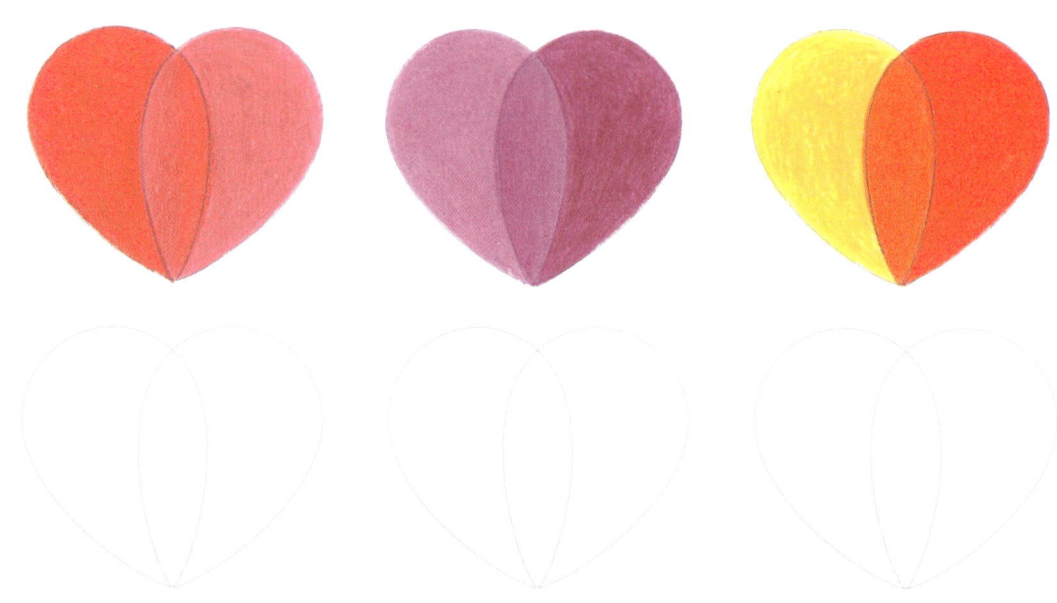

● 차가운 색 만들기

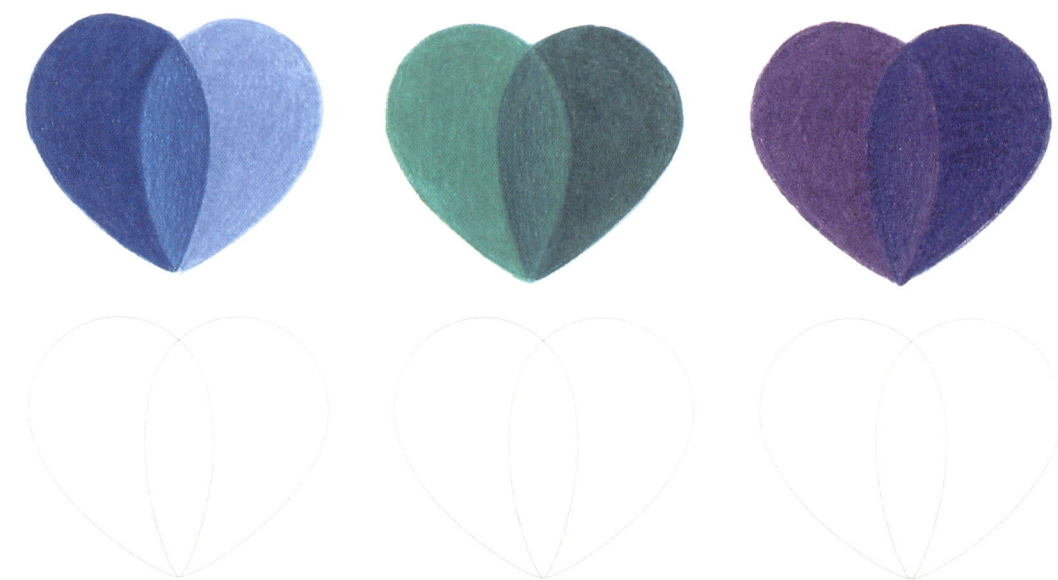

● 다양한 색 만들기

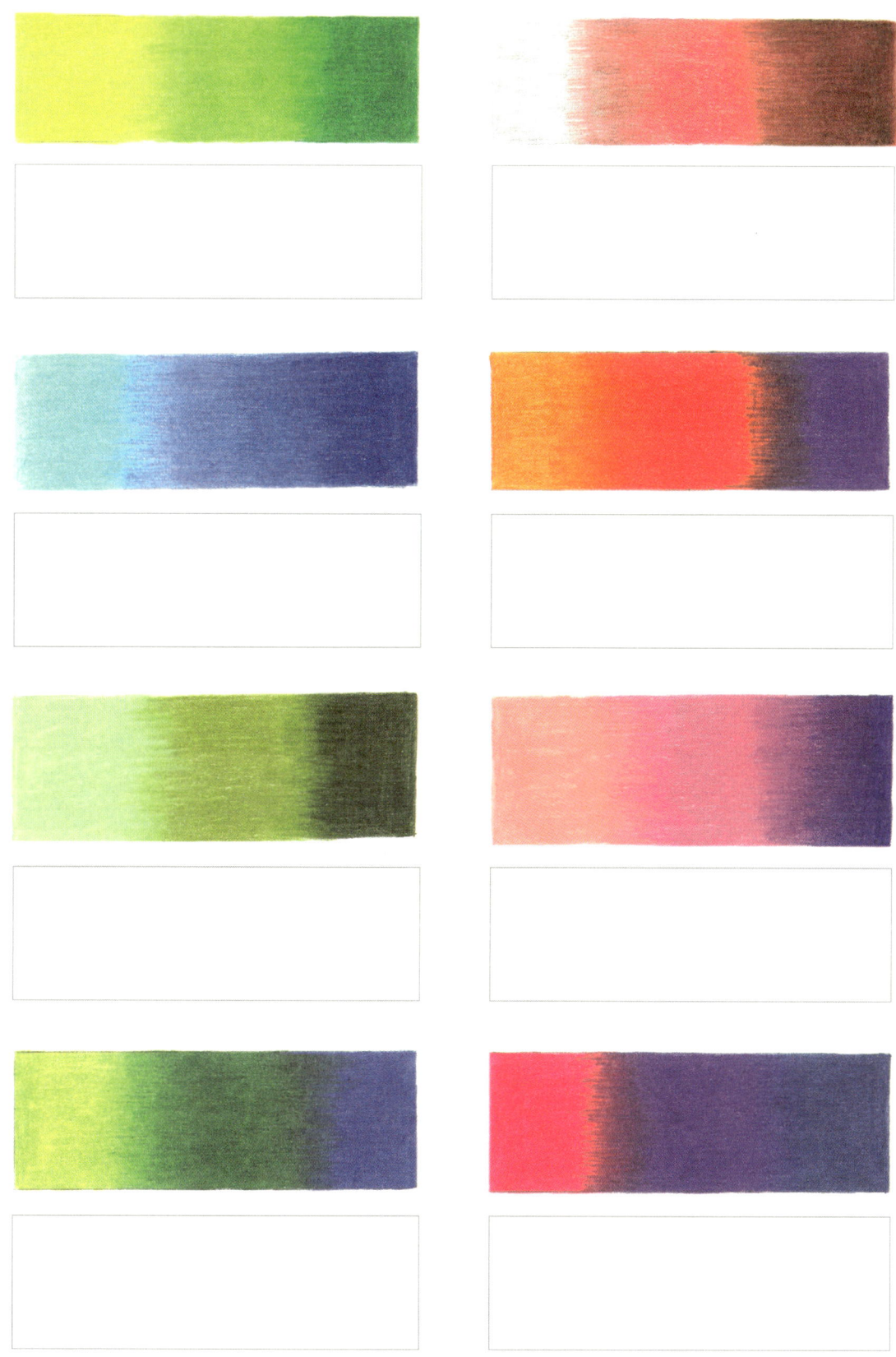

그러데이션 연습하기

옅은 색부터 칠하고 그 위에 색을 겹쳐 칠해가며 그러데이션을 만들어보세요.
점차적으로 색이 진해질 때 경계 부분이 자연스럽게 되도록 유의하며 칠합니다.

● 같은 계열의 색으로 그러데이션 만들기

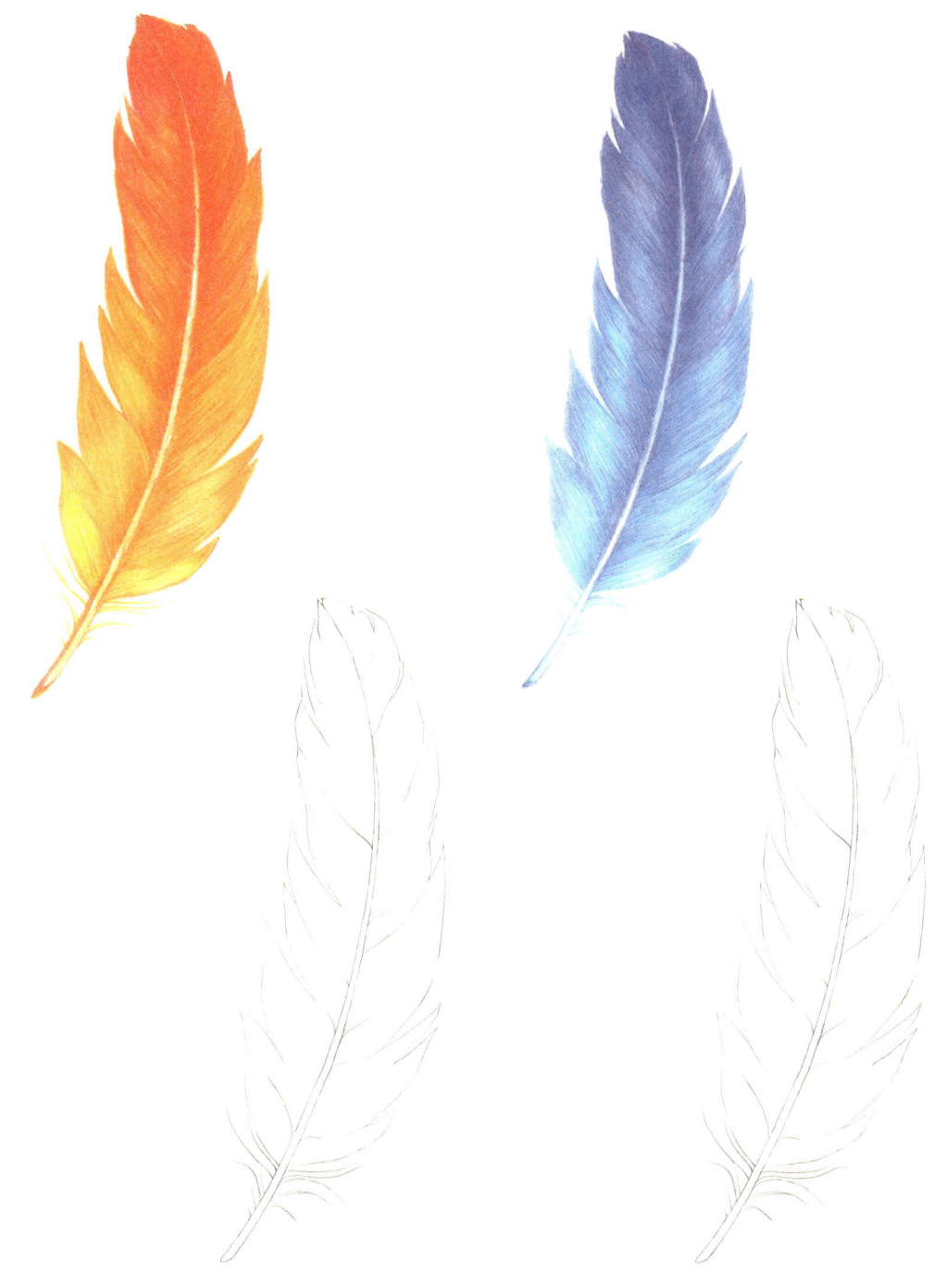

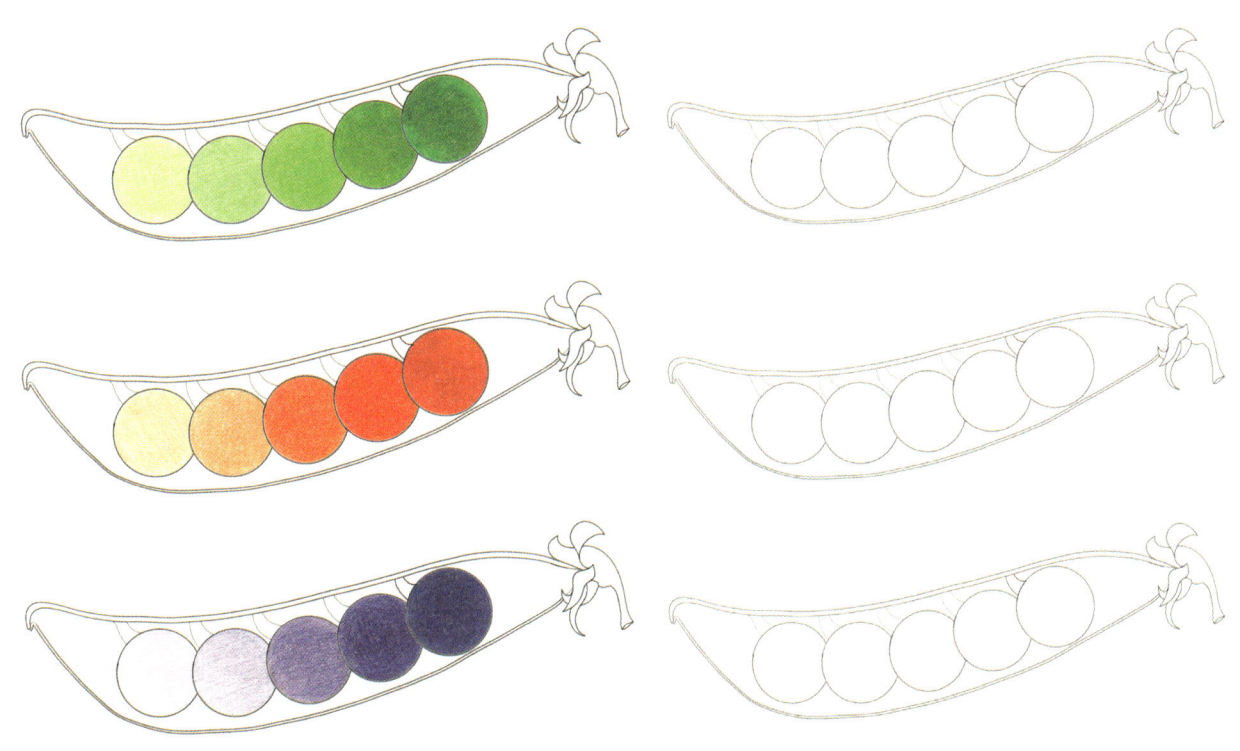

● 입체감을 살려 그러데이션 만들기

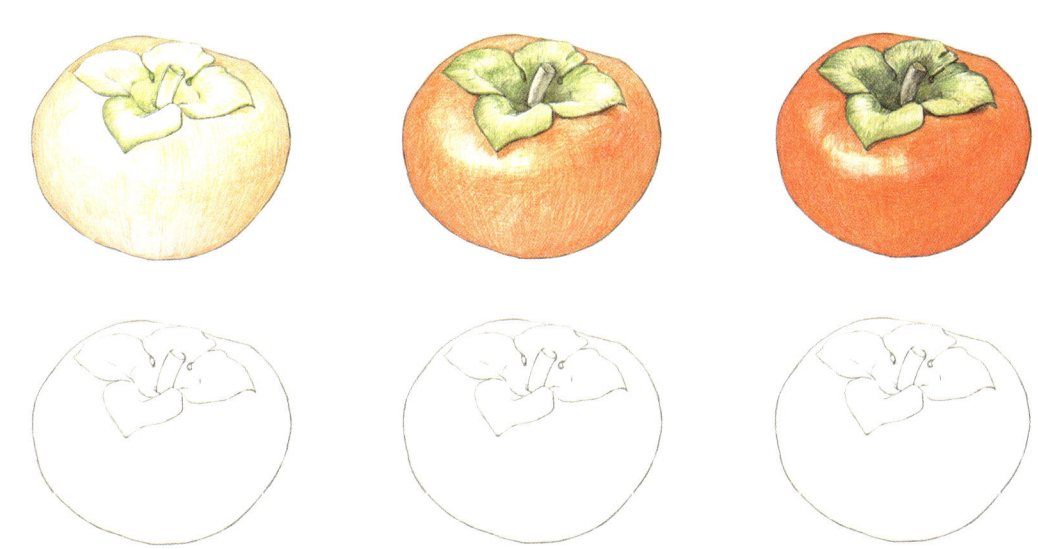

21

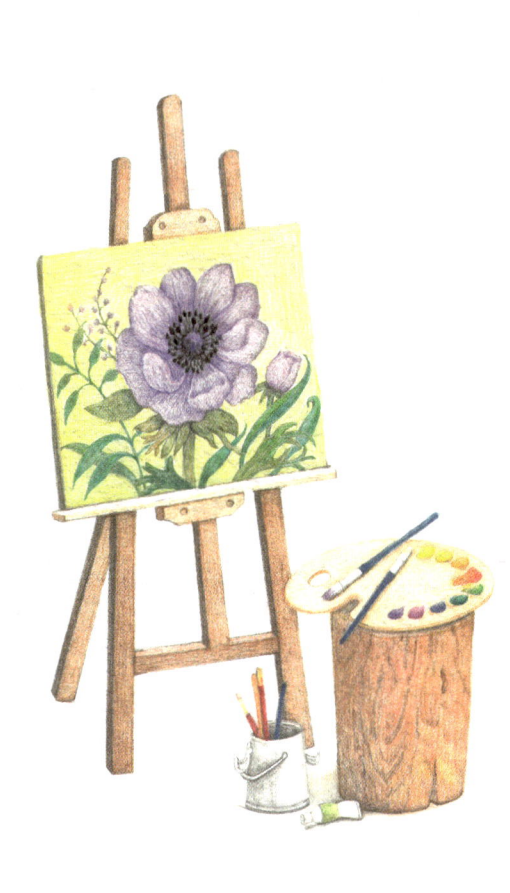

Part2

멋진 시니어를 위한 꽃과 힐링 갤러리

1 벚꽃

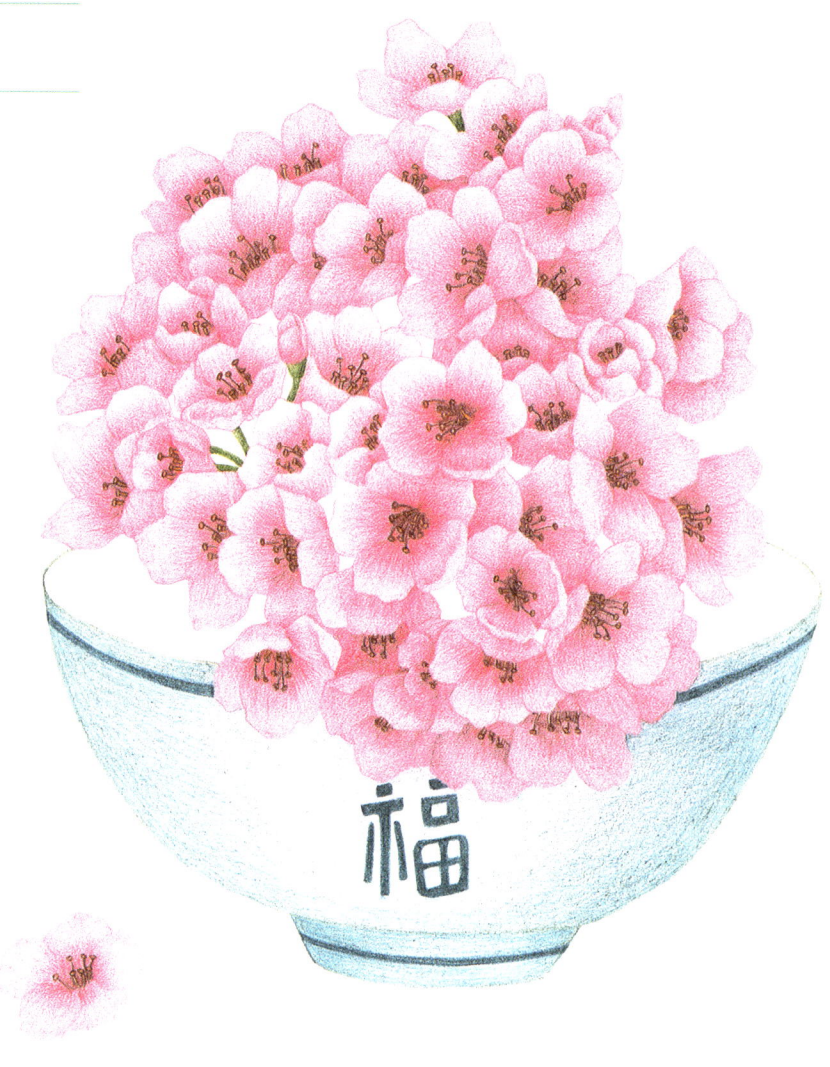

1
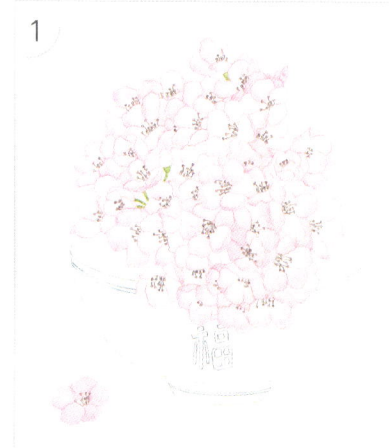

2
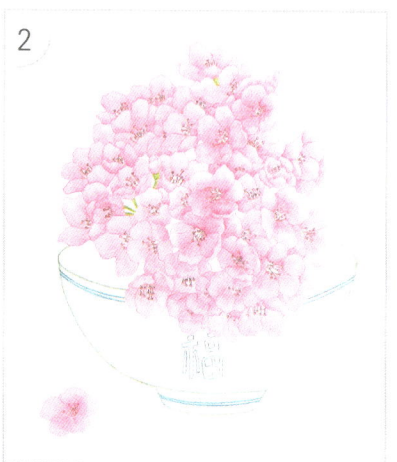

3
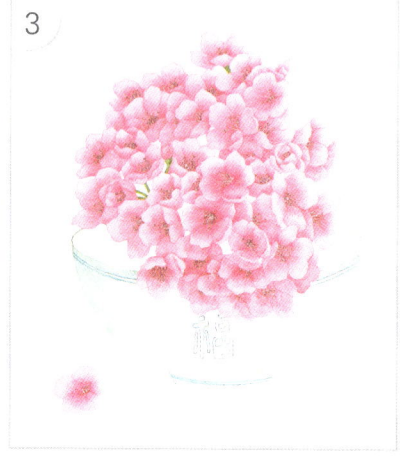

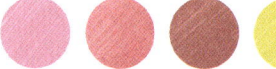

by 박정신

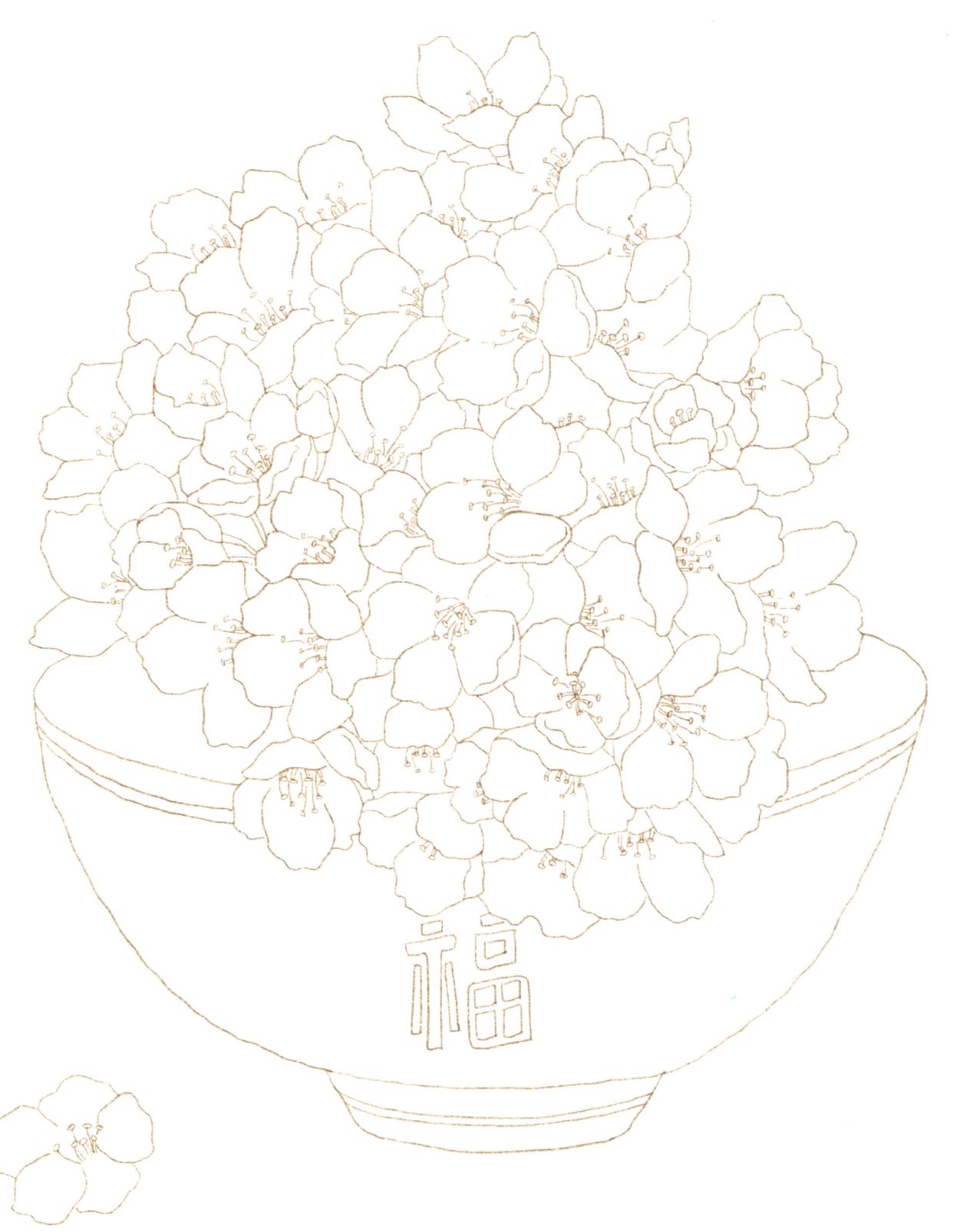

2
황금낮달맞이꽃

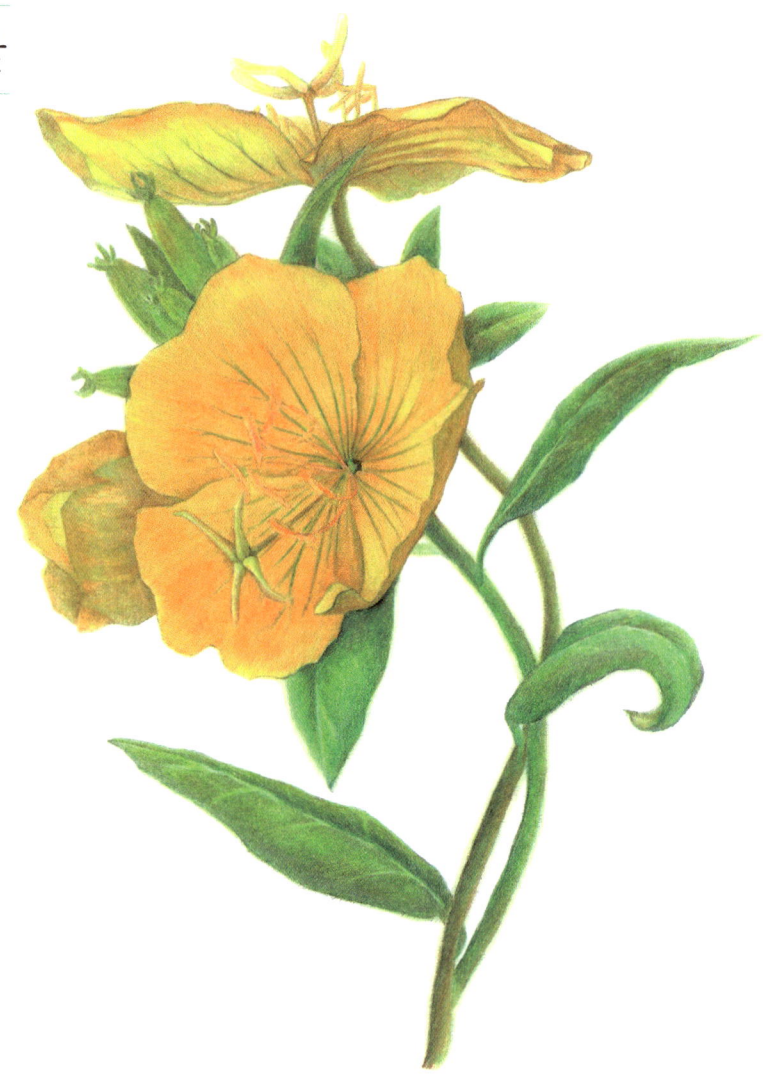

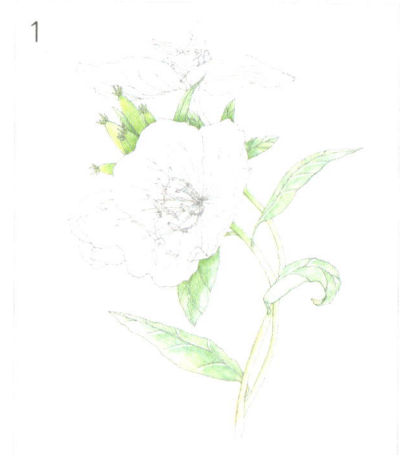
1

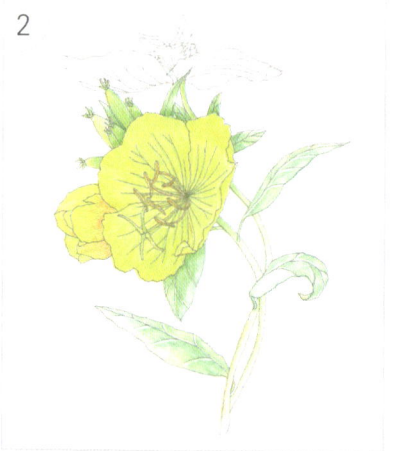
2

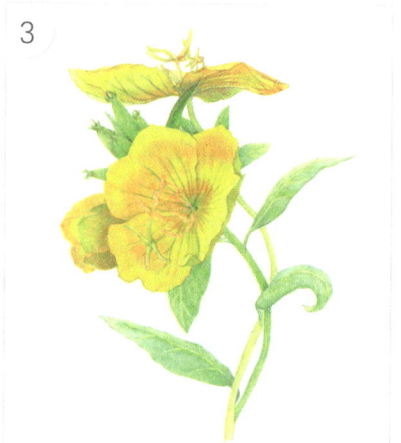
3

by 최경희

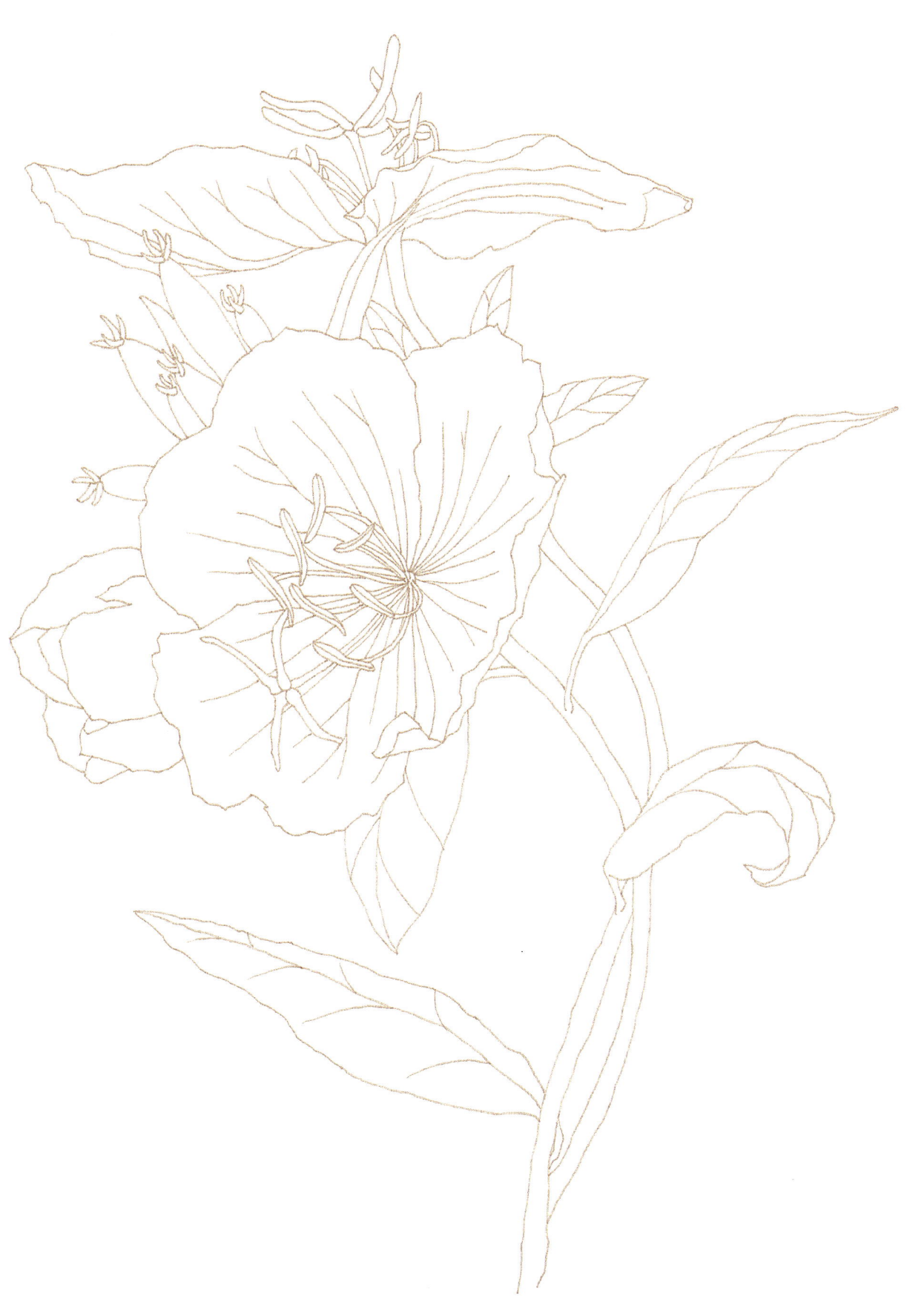

3
산당화 망태기

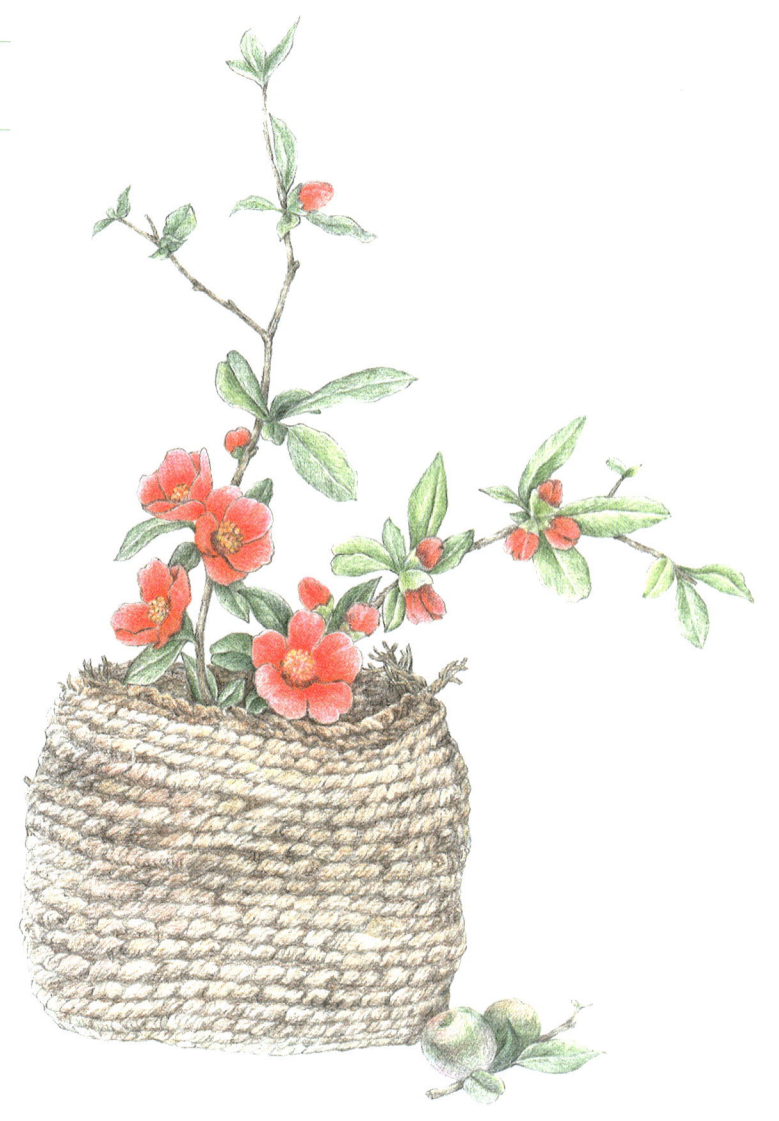

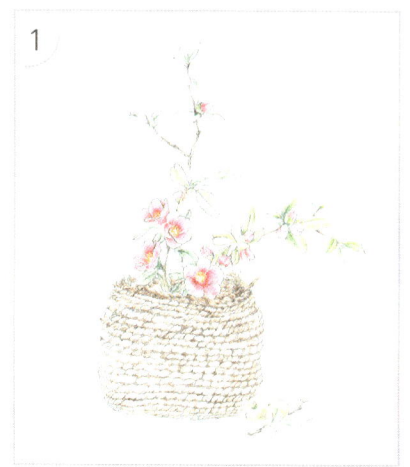

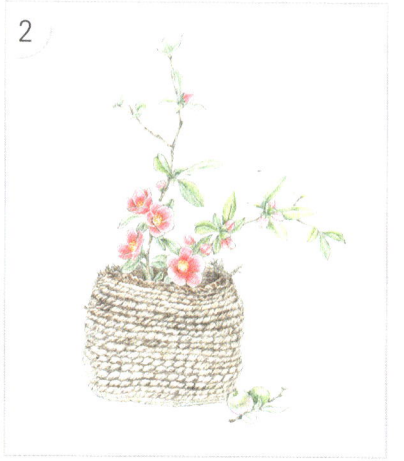

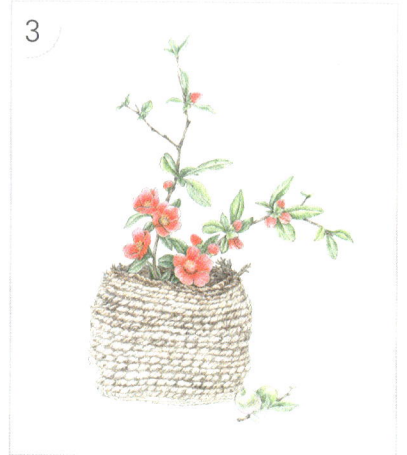

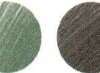

by 조혜숙

둥근잎 나팔꽃

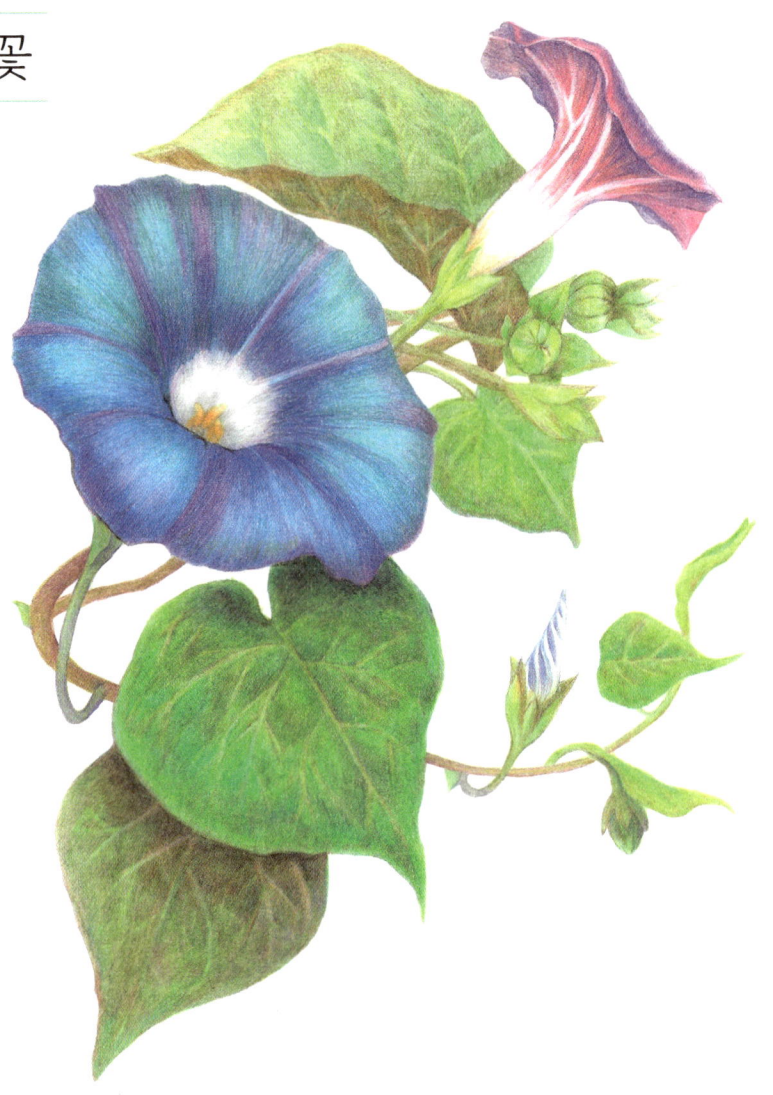

1
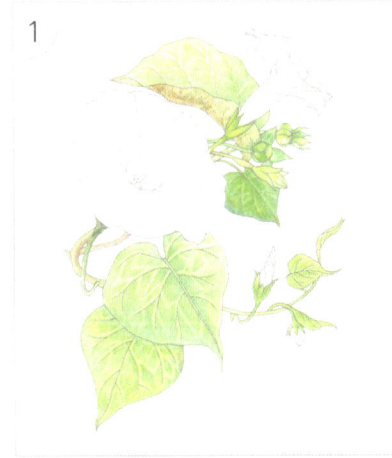

2
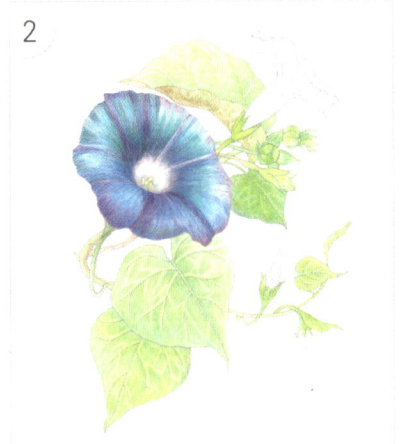

3
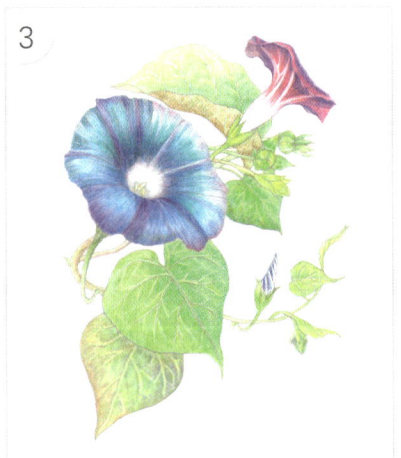

by 최경희

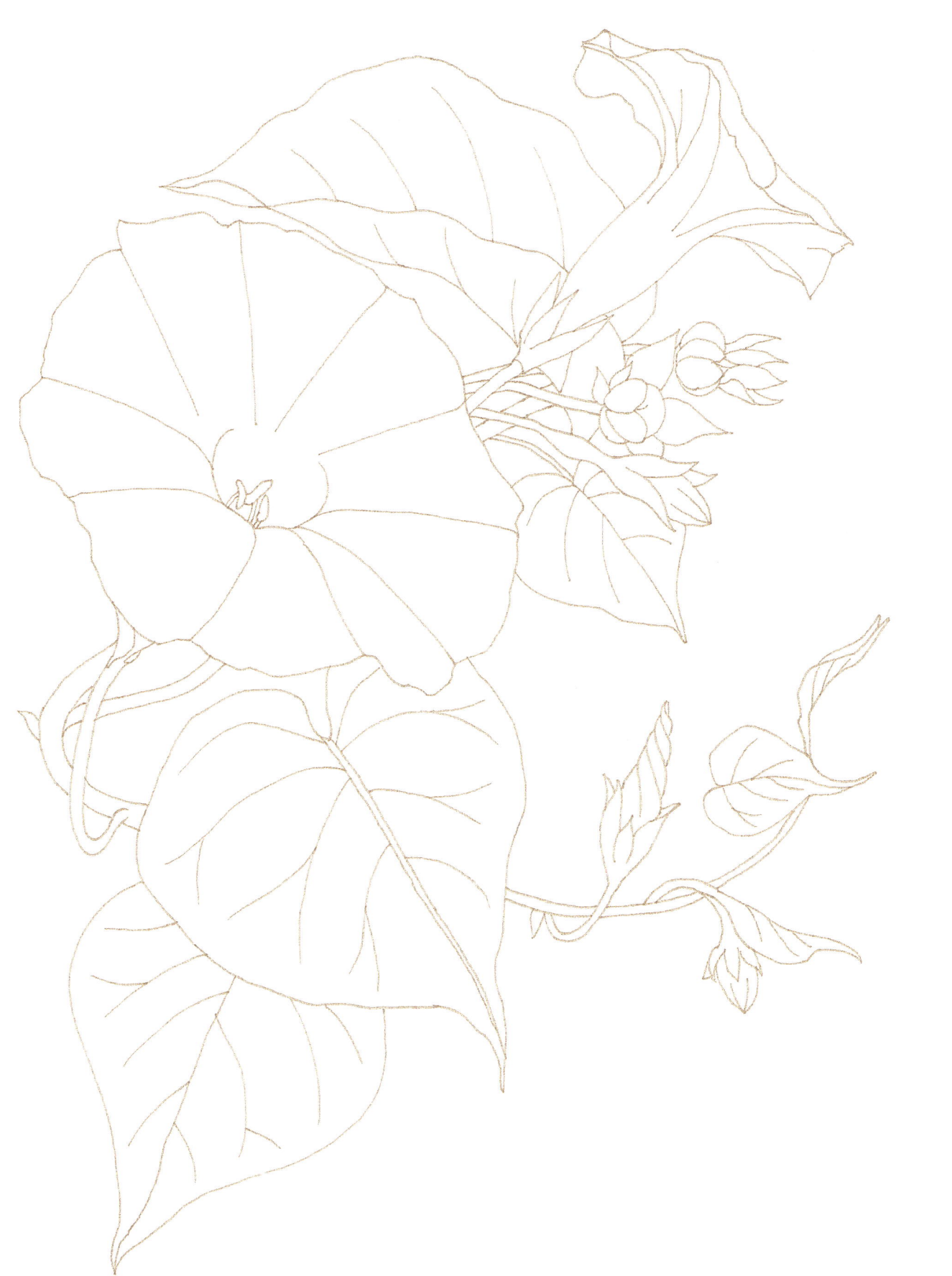

딩동댕! 골든벨 퀴즈 |

1 내 인생의 봄날은 언제였나요?

2 앞에서 그린 그림 중에 힌트가 있는 초성 퀴즈입니다.
'ㄴ, ㅍ, ㄲ'으로 이루어진 단어는 무엇일까요?

3 내가 지금 기억하고 있는 전화번호를 적어보세요.

❹ 물건을 담거나 어깨에 메고 다닐 수 있도록 새끼나 노 따위로 엮거나 그물처럼 떠서 성기게 만든 것은 무엇일까요?

❺ 빨간색과 노란색을 섞으면 무슨 색이 될까요?

회상 적기

5 복조리와 매화

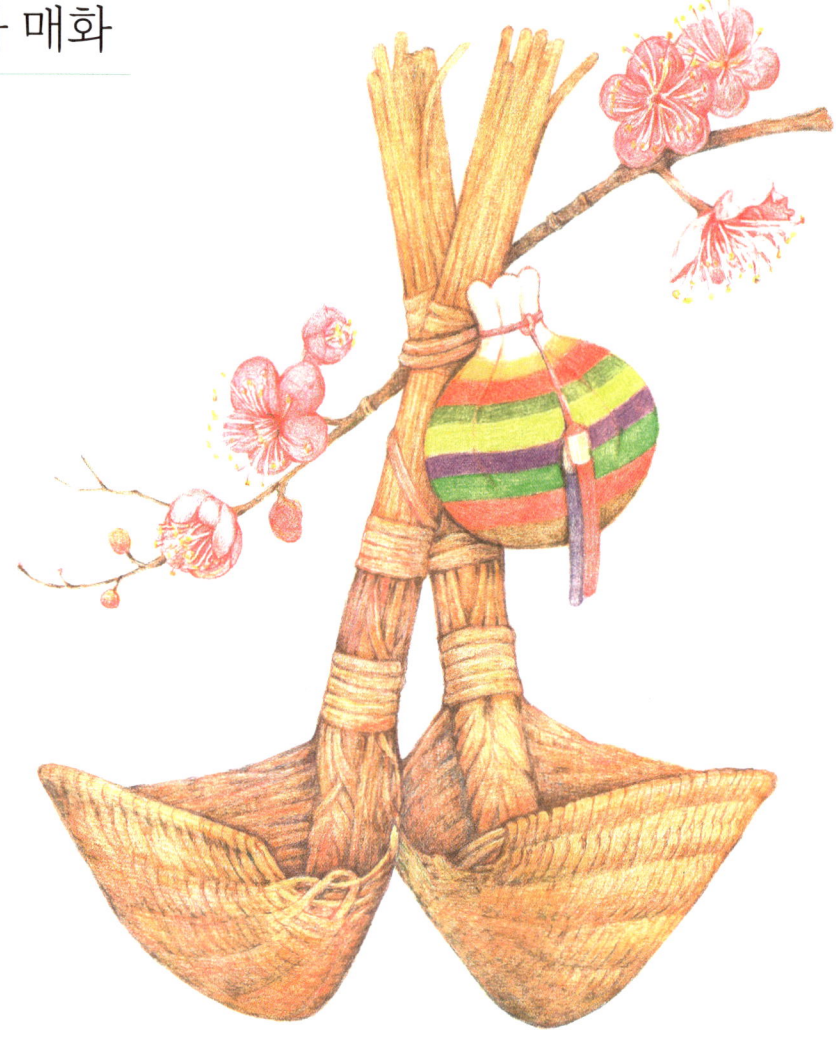

1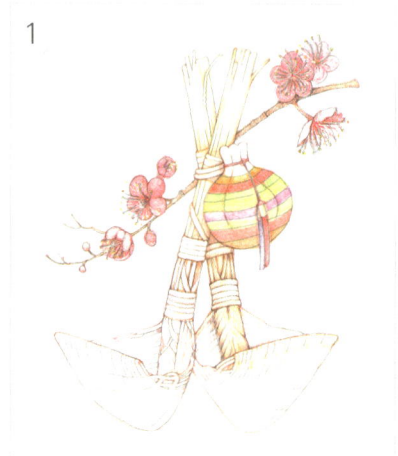
2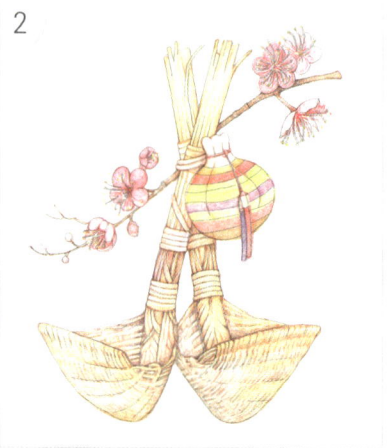
3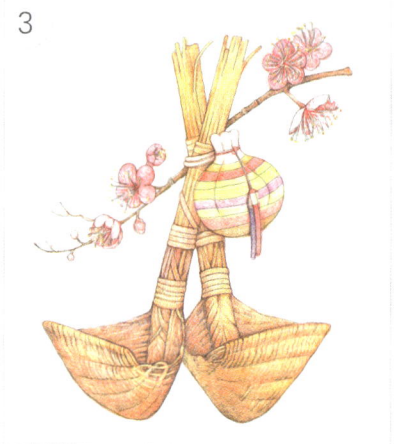

by 홍선화

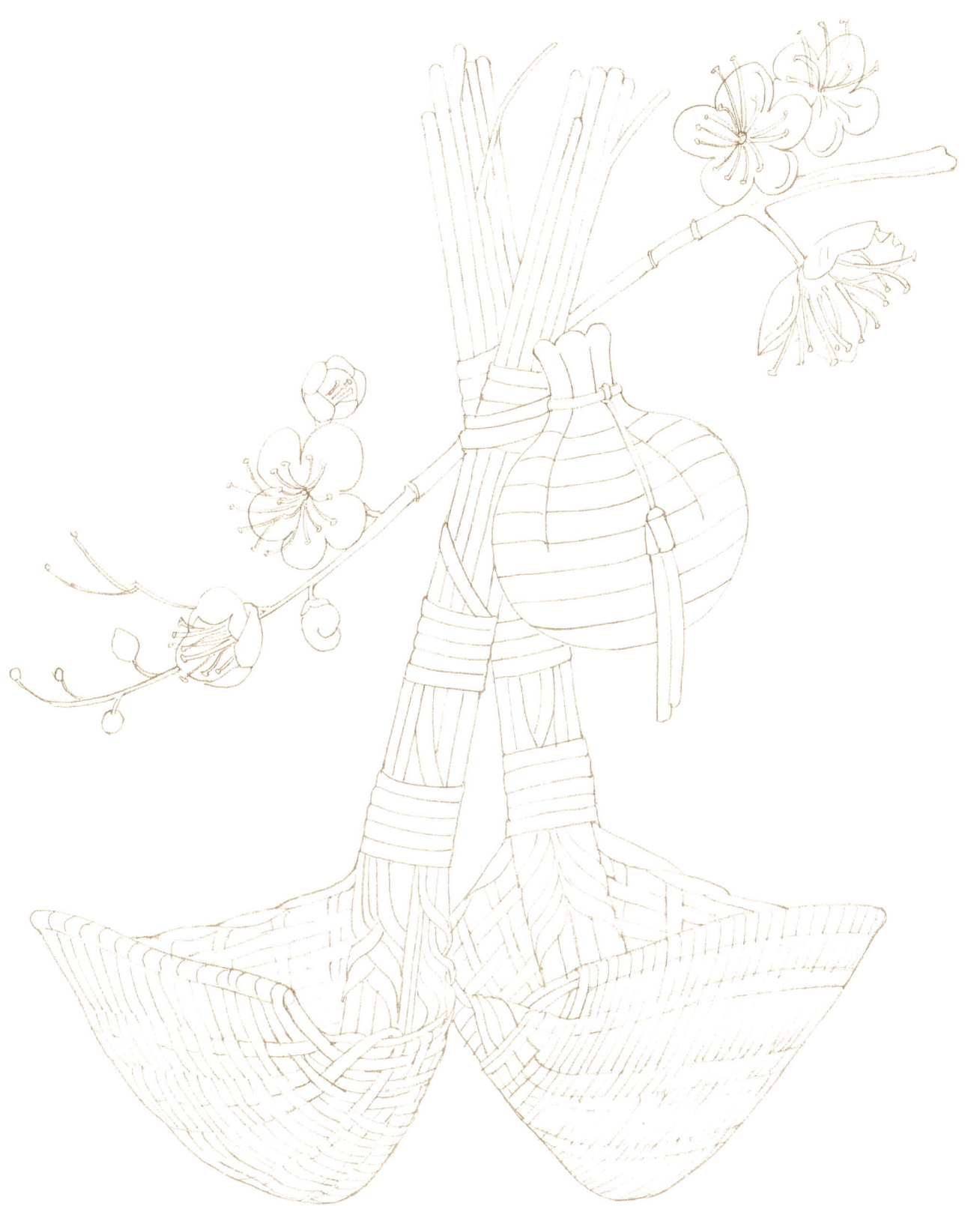

해당화

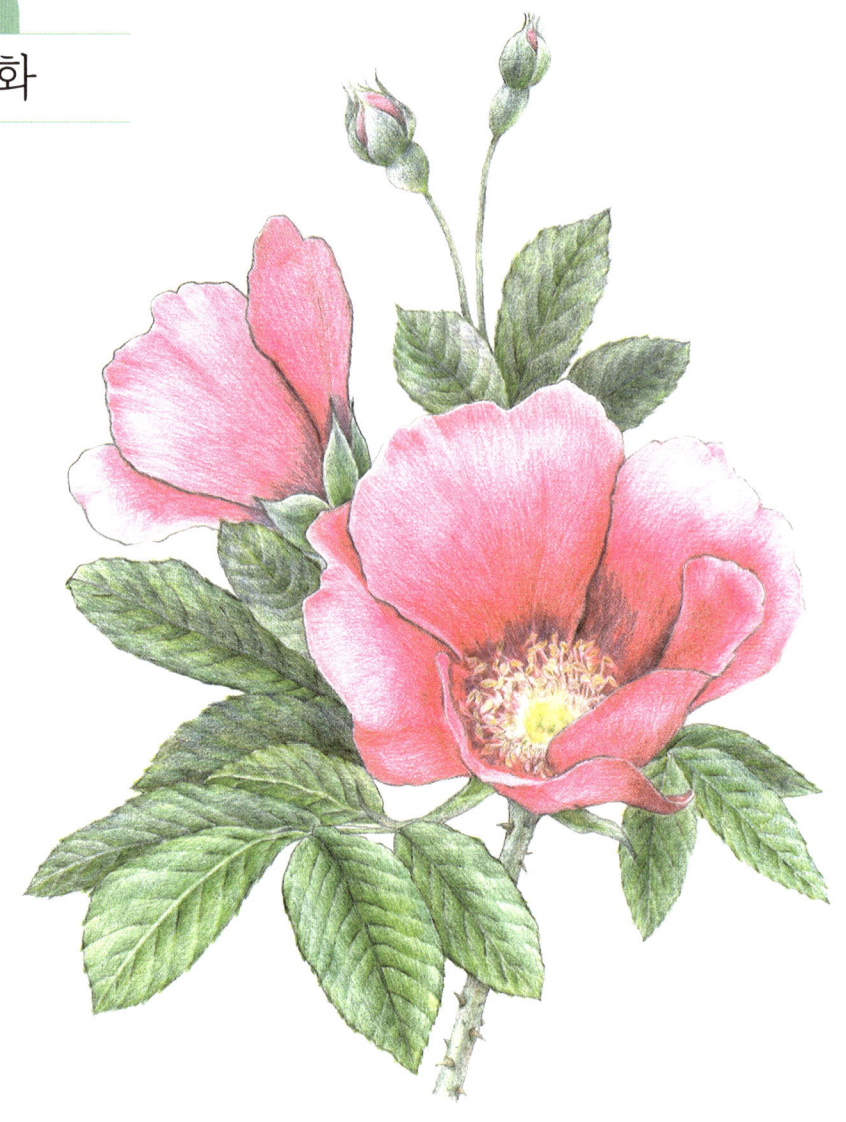

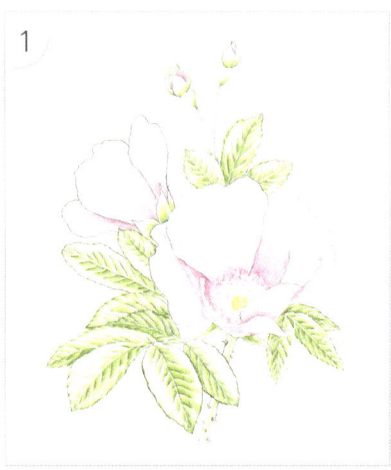
1

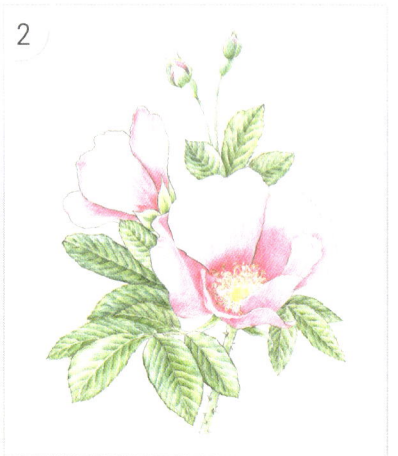
2

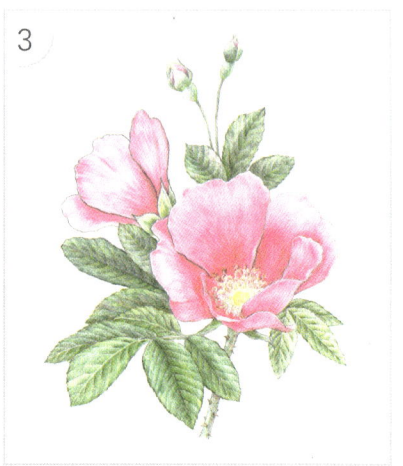
3

by 조혜숙

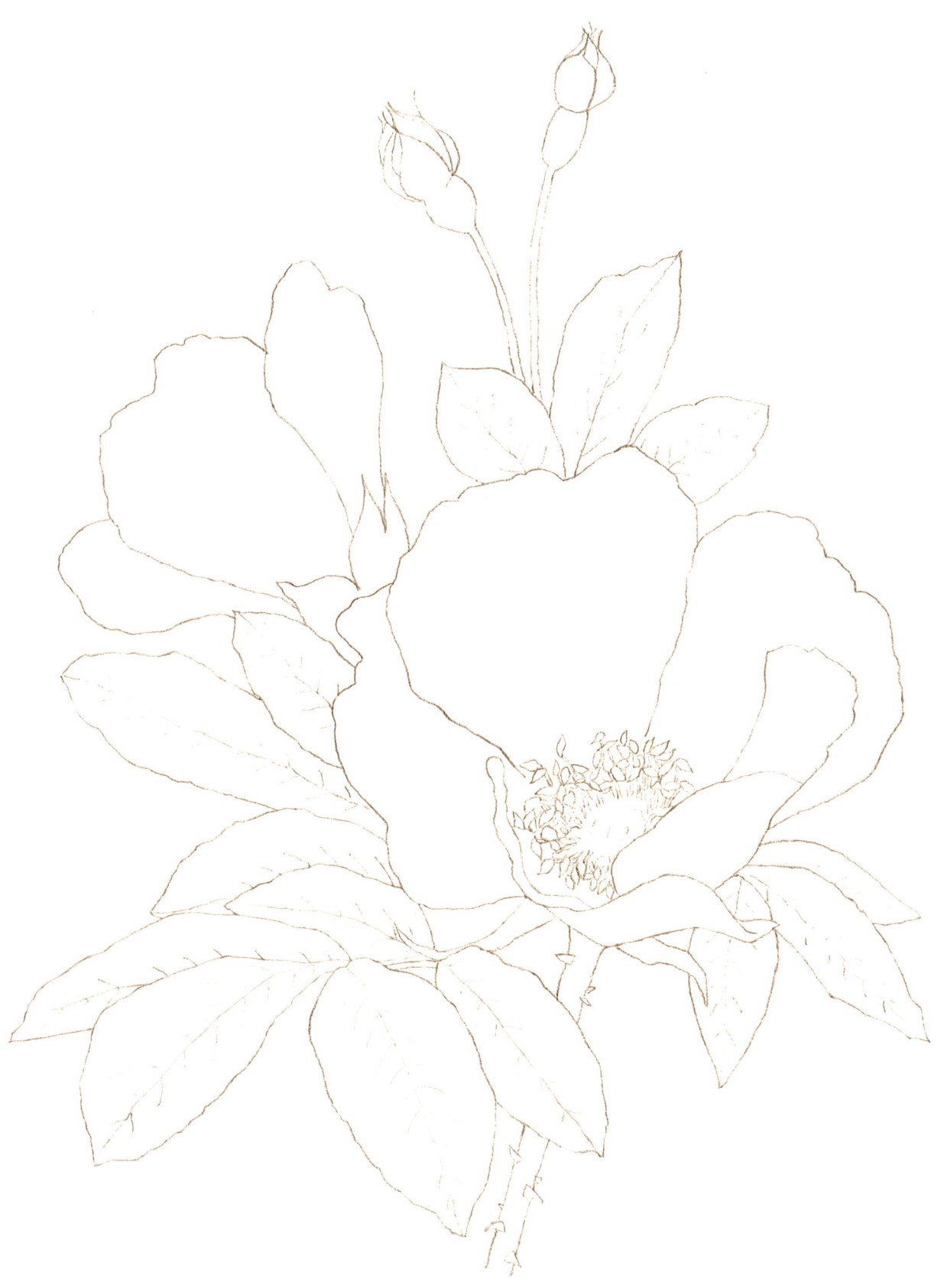

7 목련 티포트

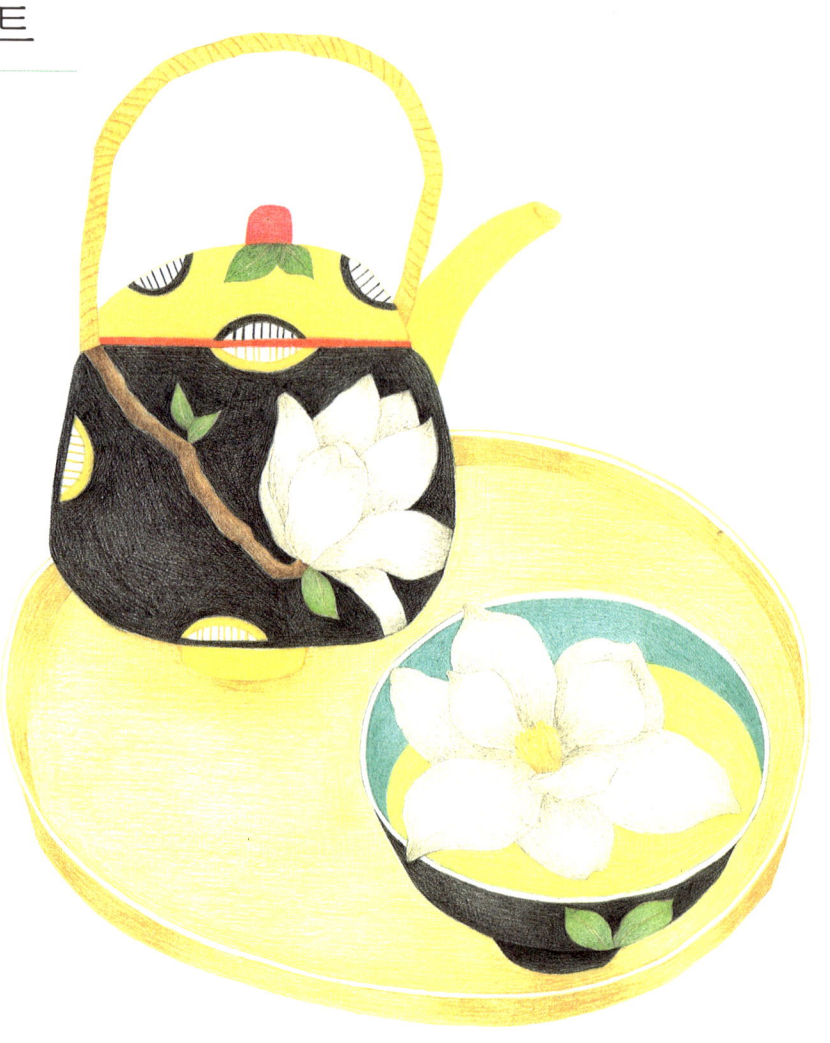

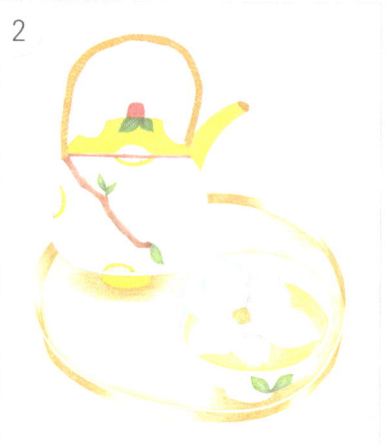
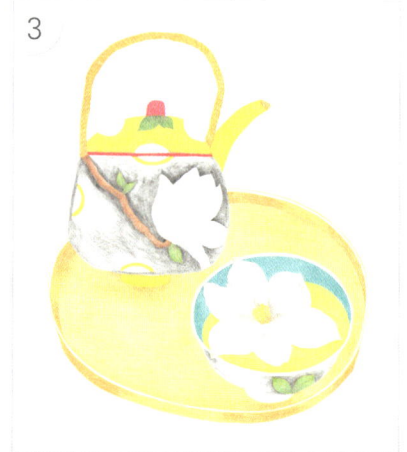

by 박정신

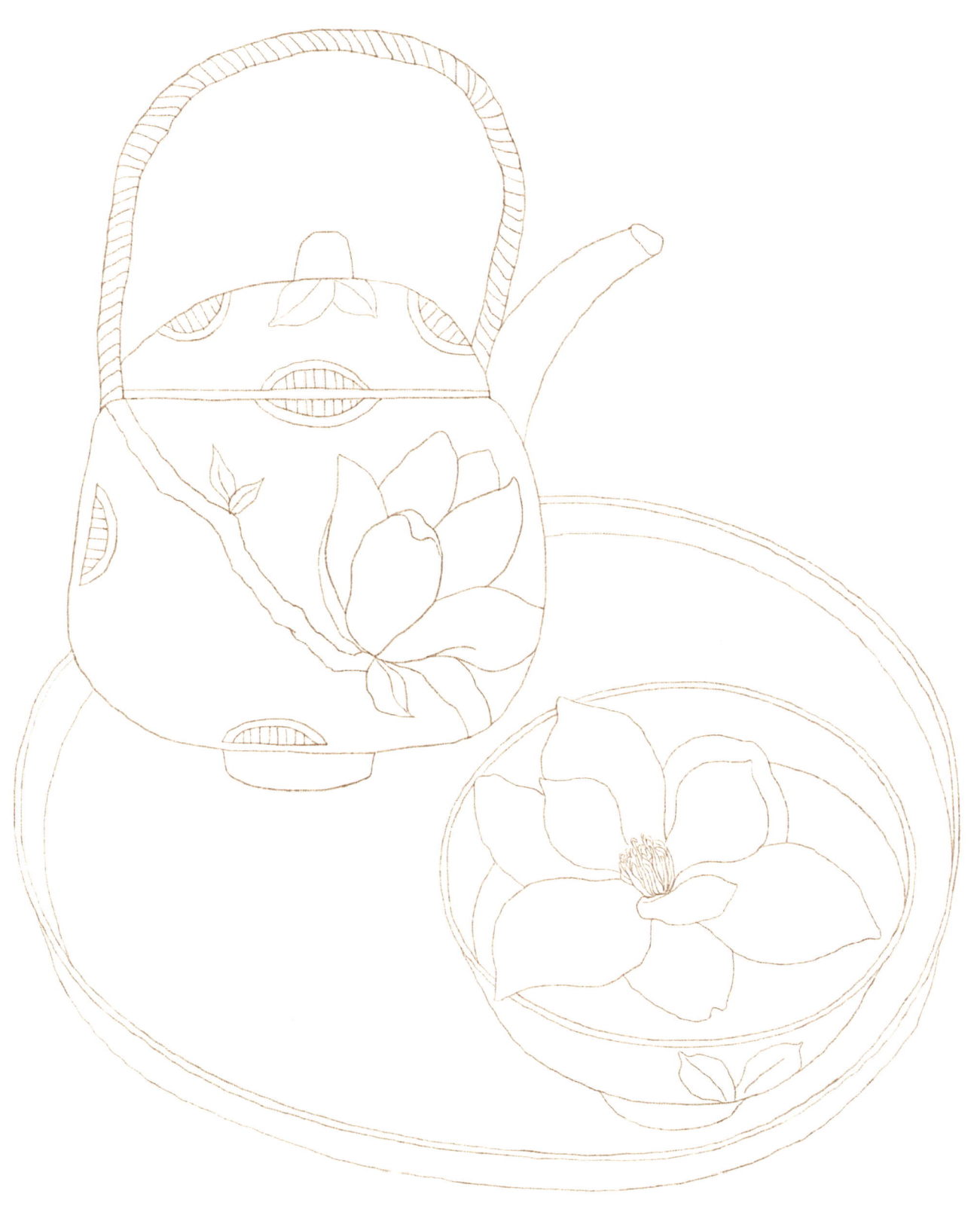

8
모란

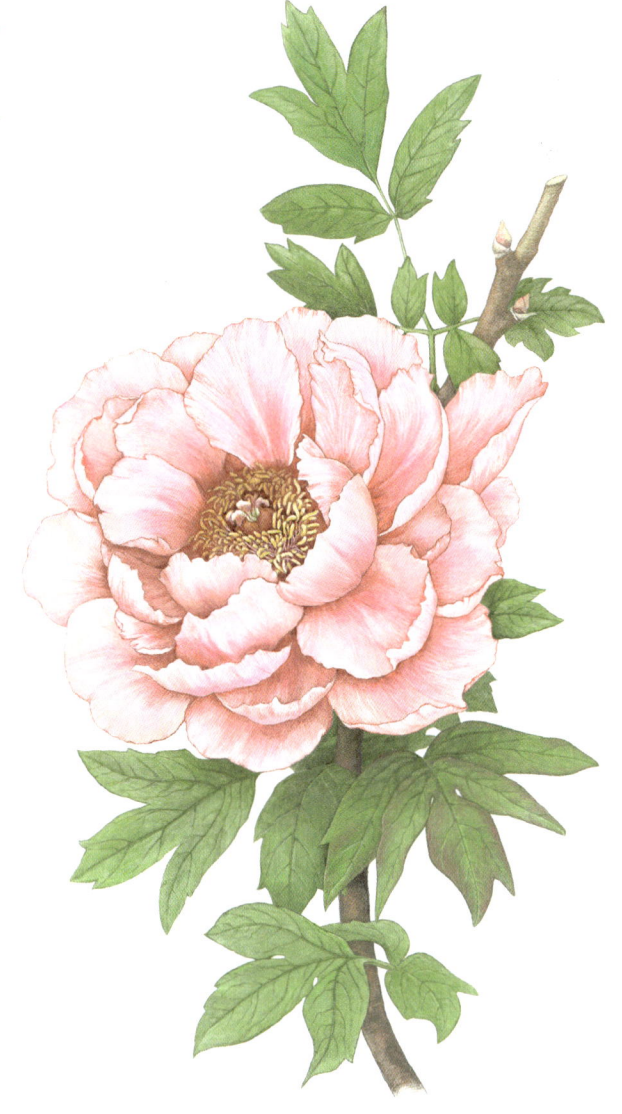

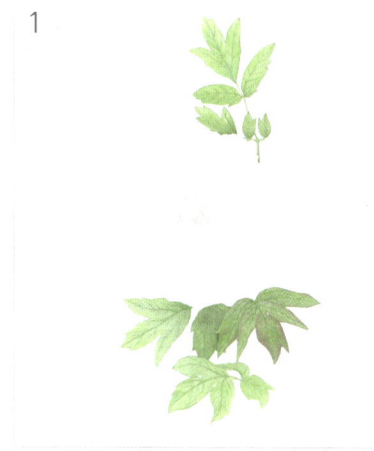
1

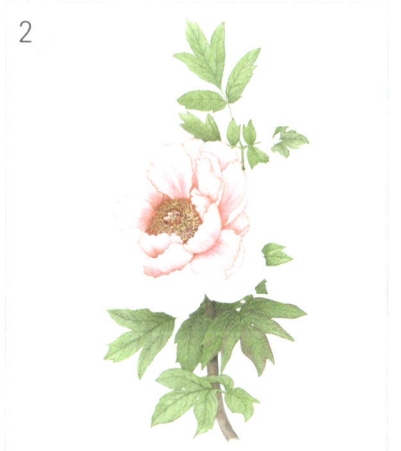
2

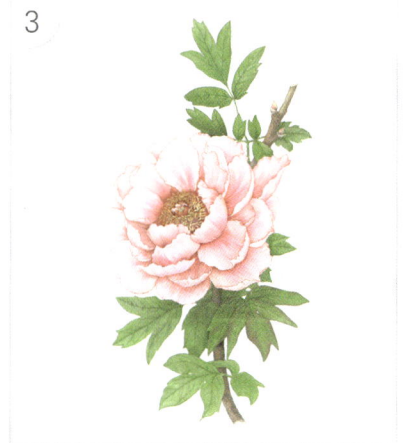
3

by 이경미

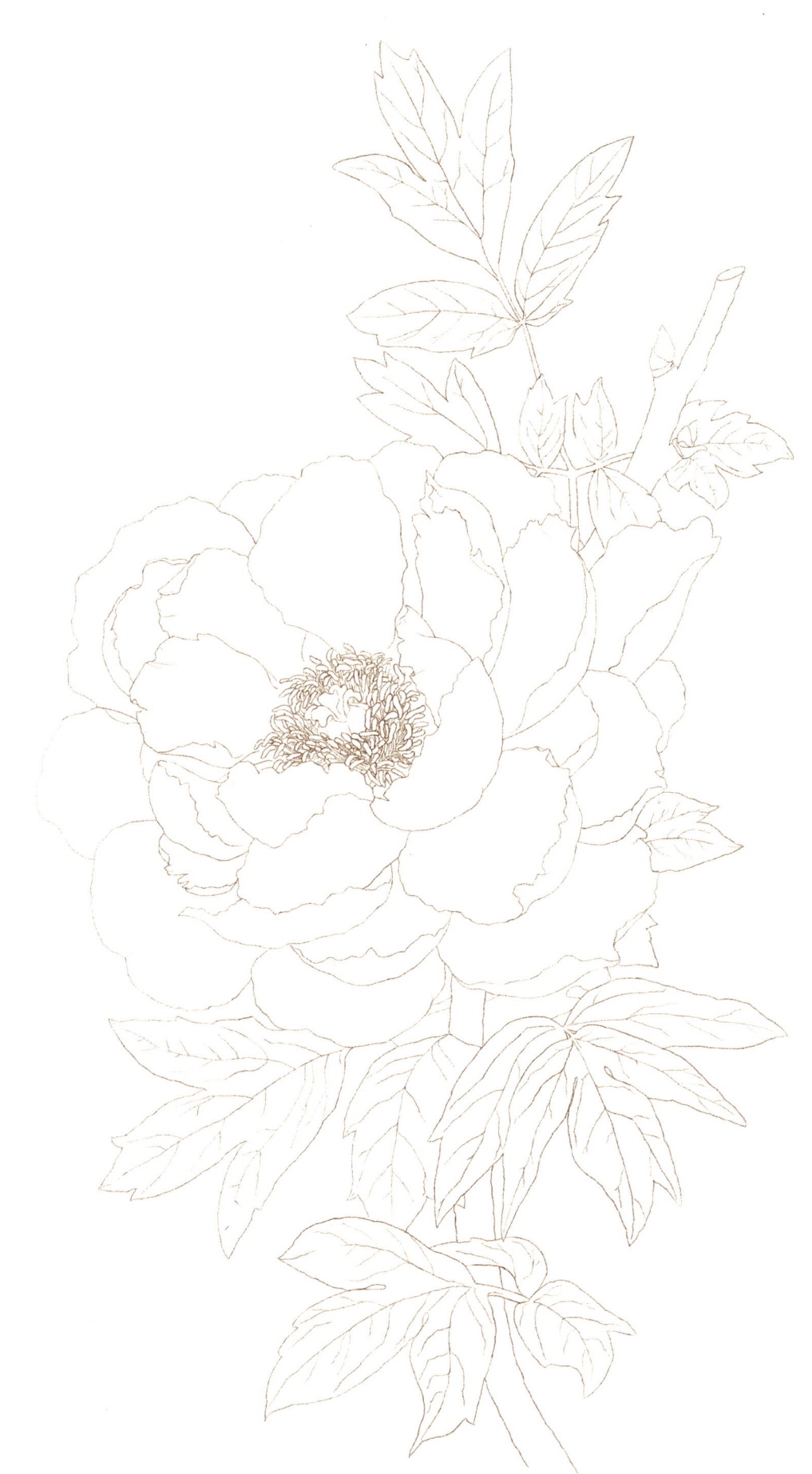

딩동댕! 골든벨 퀴즈 2

❶ 가수 이미자님의 '섬마을 선생님' 첫 소절에 나오는 꽃 이름은 무엇일까요?

❷ 지금 함께 차 한잔 마시며 이야기 나누고 싶은 사람은 누구인가요?

❸ '화중왕'이라고 불리는 이것은 전통 혼례복에 화려하게 수놓아 사용했으며, 부와 고귀함, 봄을 상징하는 이 꽃은 무엇일까요?

❹ 어머니 여동생의 아버지는 누구일까요?

❺ 배 속에서 '꼬르륵' 소리는 왜 날까요?

회상 적기

9 도자기 스탠드

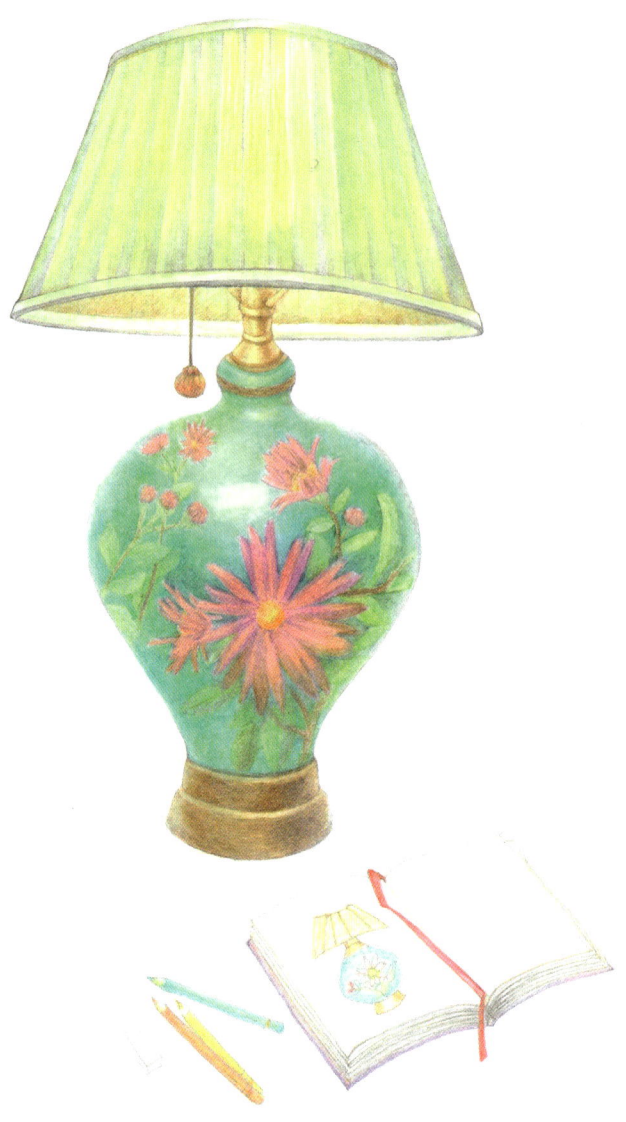

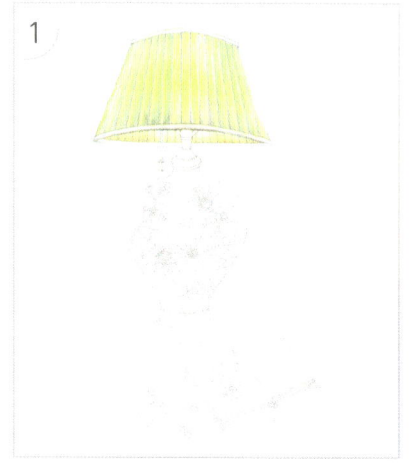
1

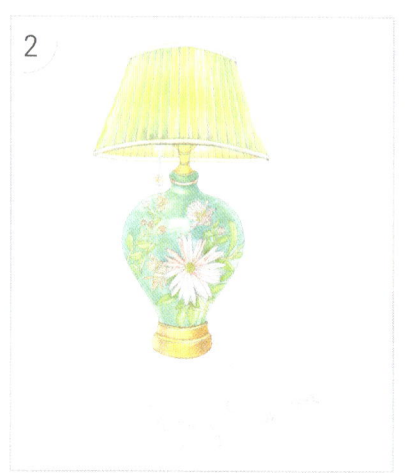
2

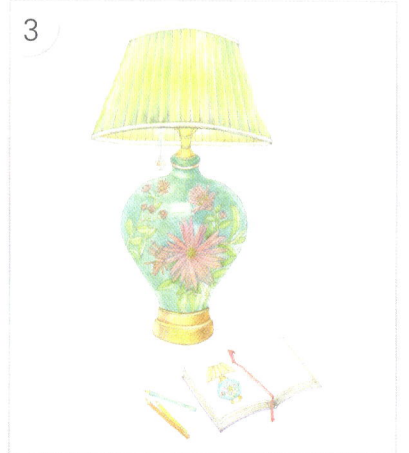
3

by 최경희

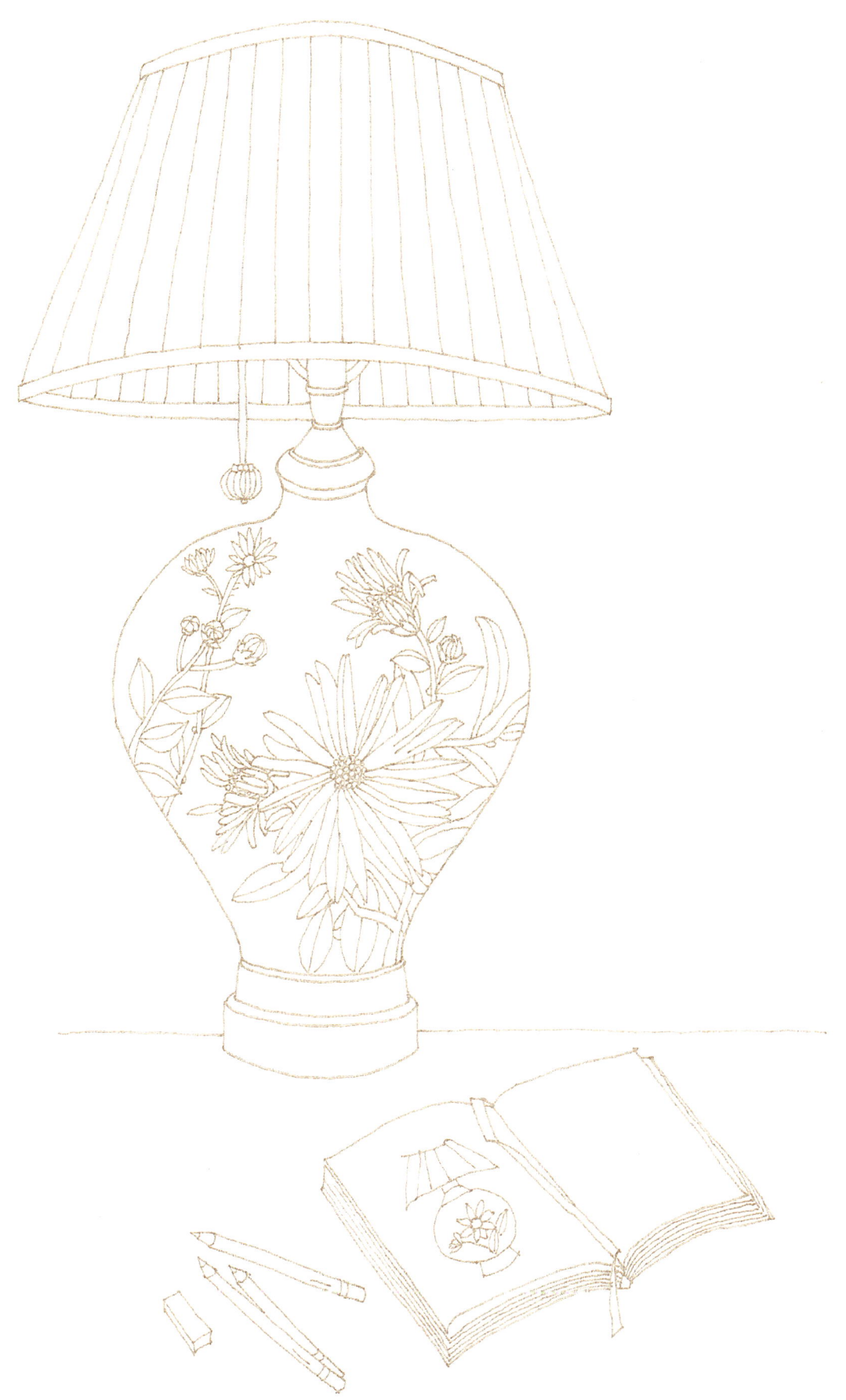

10
맨드라미

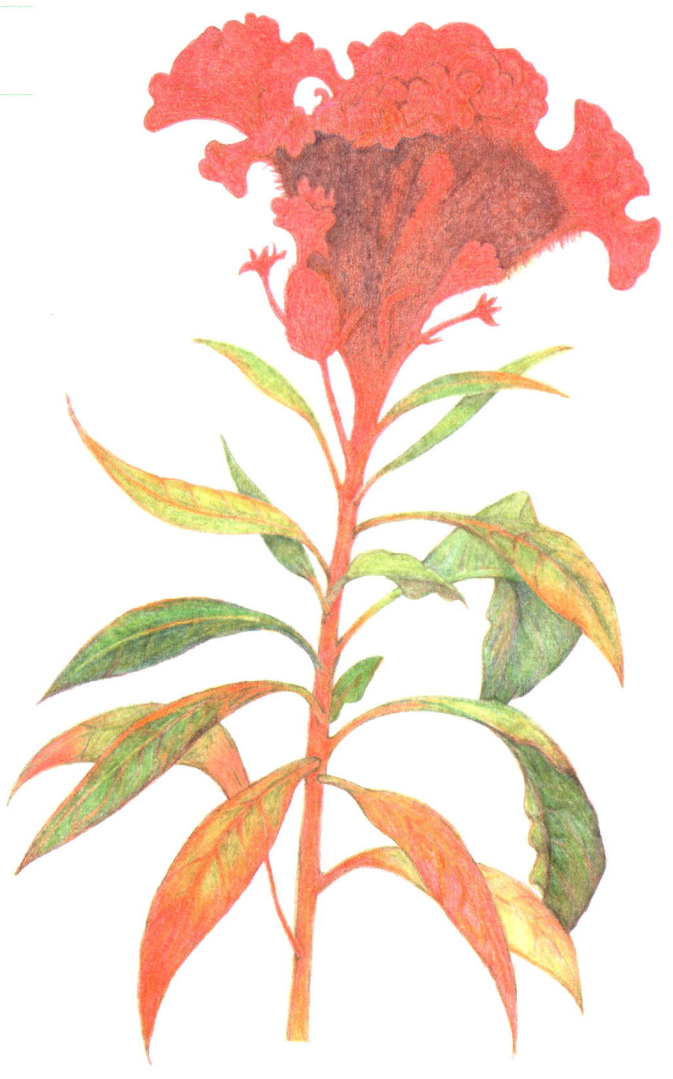

1
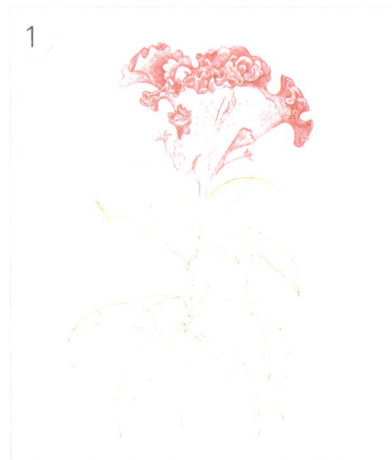

2
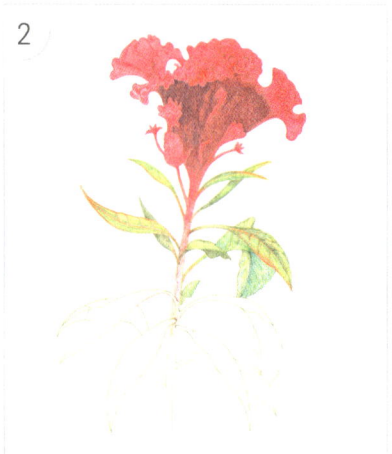

3
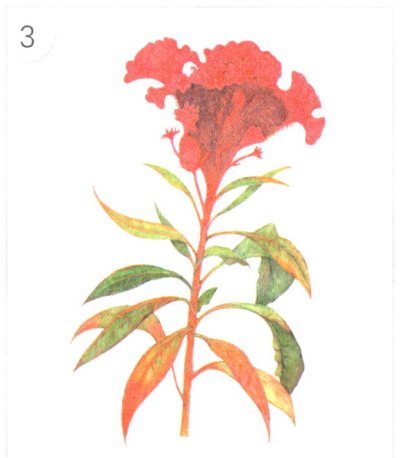

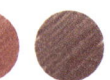

by 홍선화

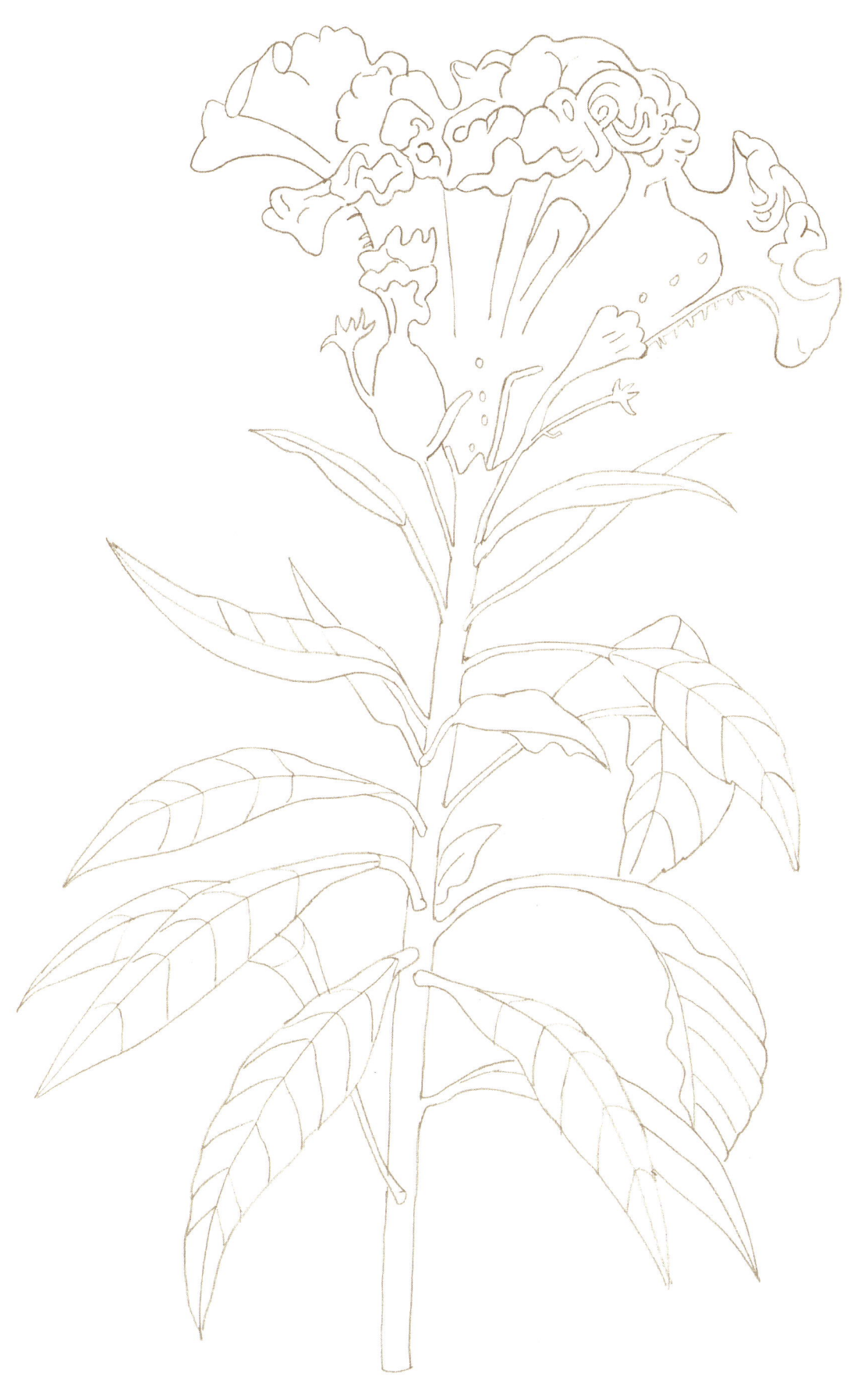

풍경

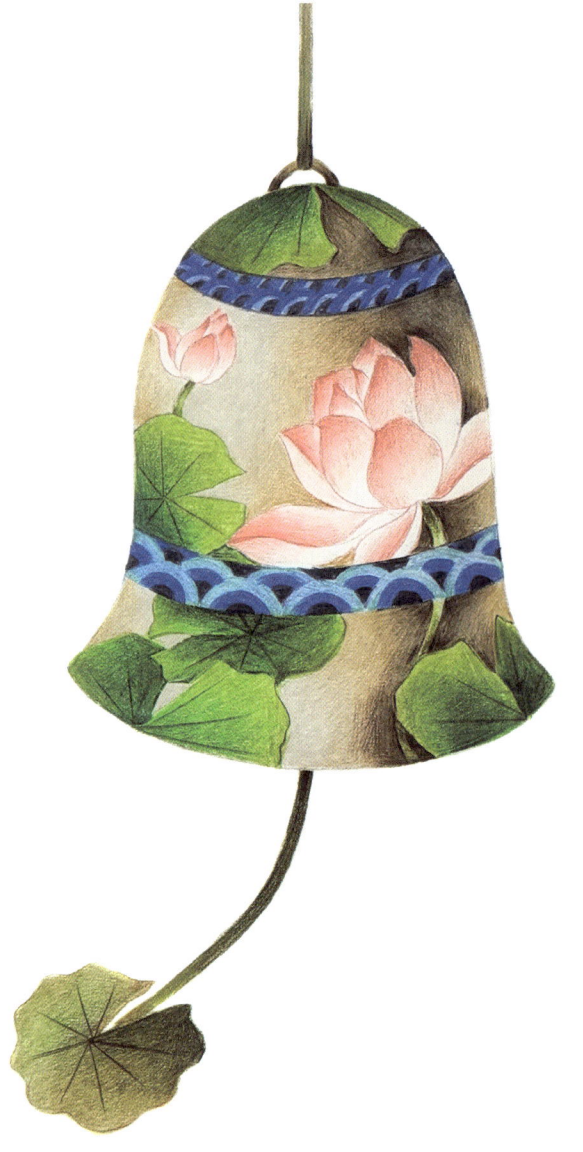

1

2
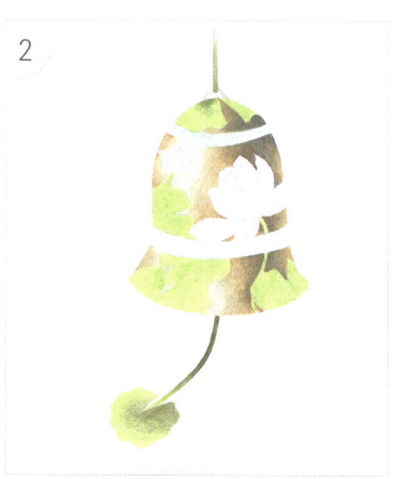

3
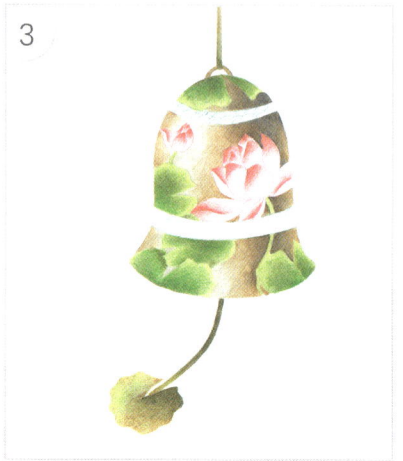

by 원갑진

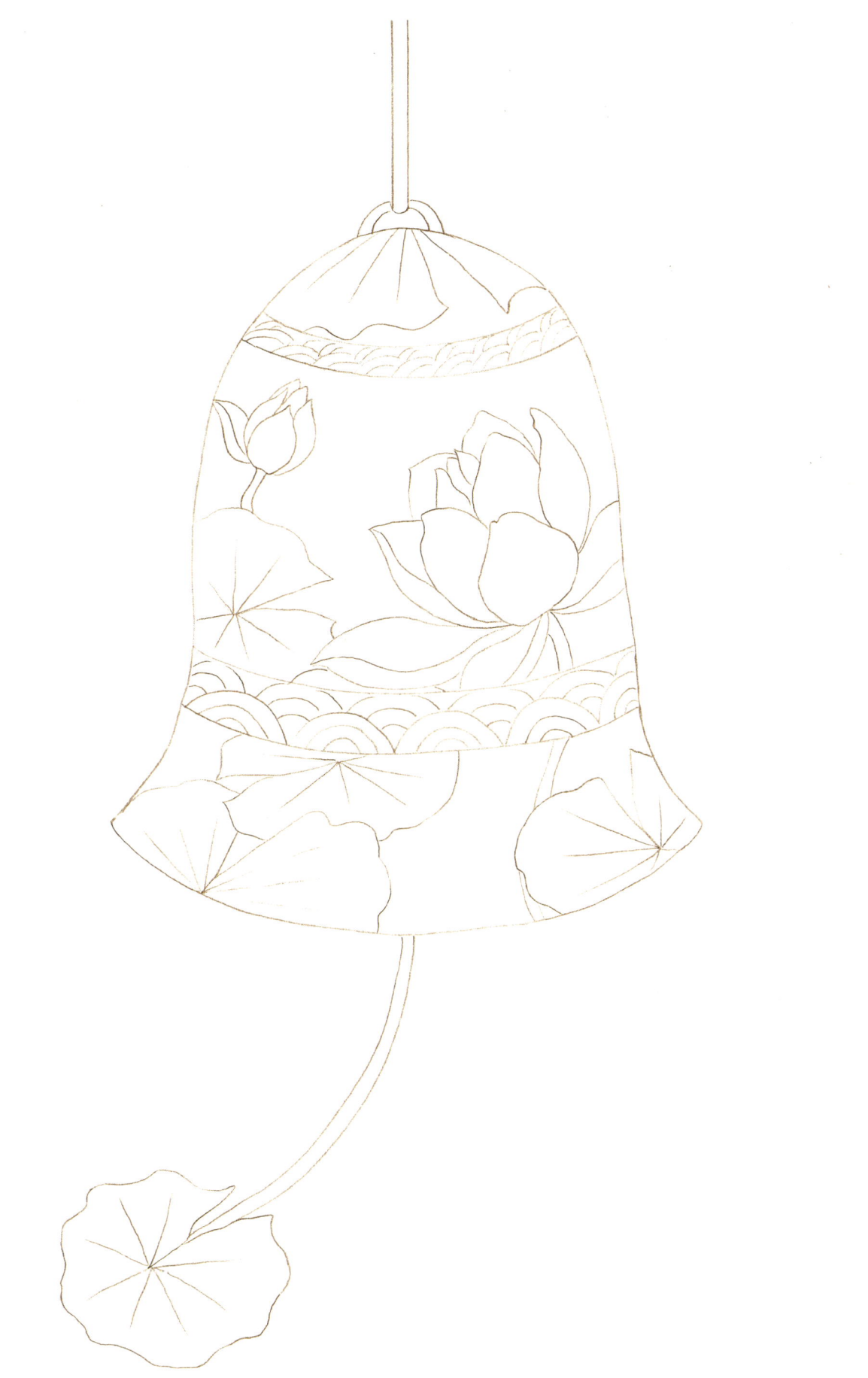

12
개나리

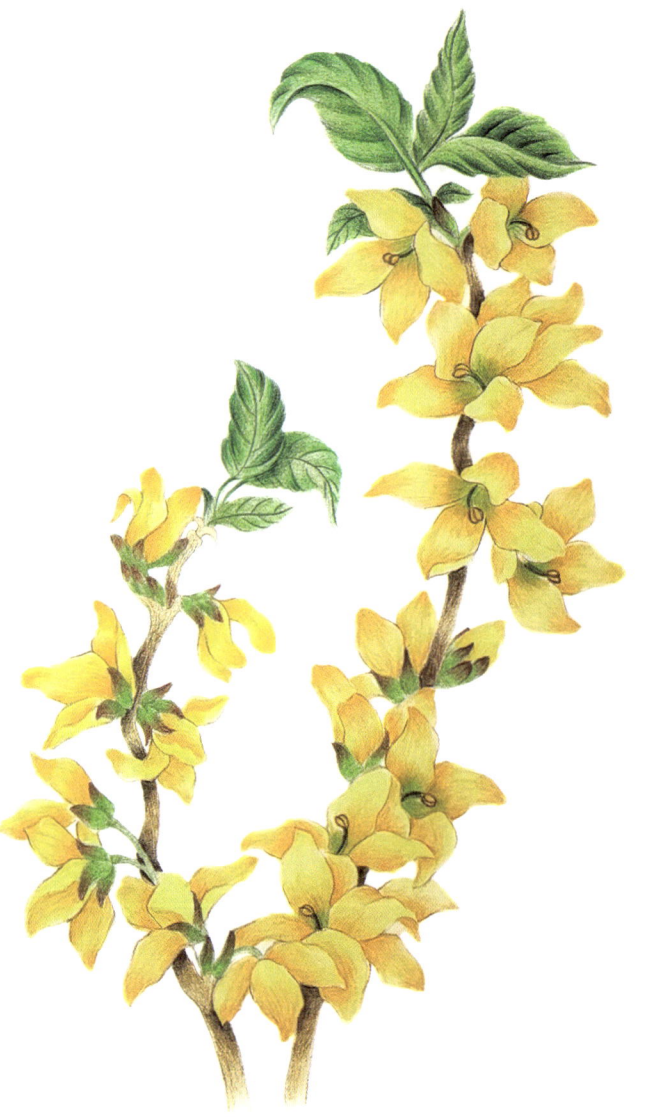

1
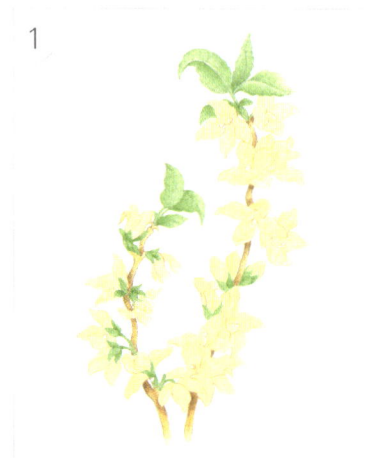

2
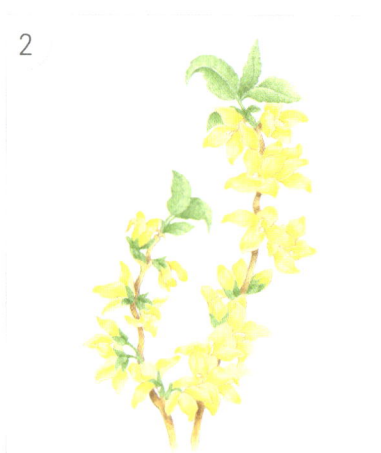

3
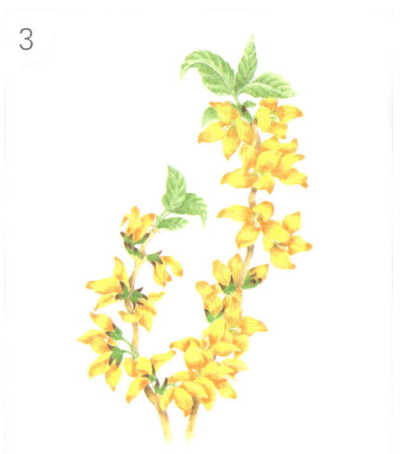

by 원갑진

딩동댕! 골든벨 퀴즈 3

1 계절에 관계없이 사시사철 피어나는 꽃은 무엇일까요?

2 빈칸에 공통으로 들어가는 말은 무엇일까요?

구리	나리
지우	무지

3 곡식을 가는데 쓰는 기구이며, 둥글넓적한 돌 두 짝을 포개고, 곡식을 넣어 손잡이를 돌려 가는 것은 무엇일까요?

❹ '별 하나에 추억과 별 하나에 사랑과……' 이 시인은 누구일까요?

❺ 가슴에 흑심을 품고 있는 것은 무엇일까요?

회상 적기

13
맷돌과 콩꽃

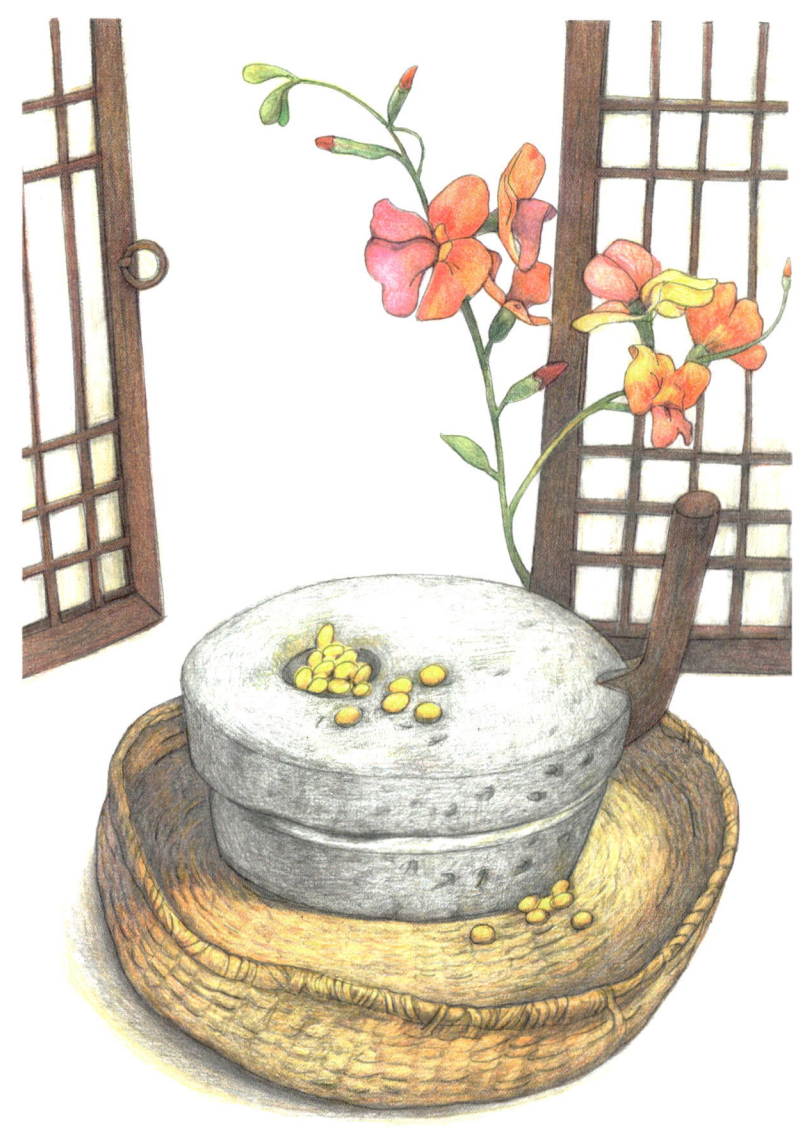

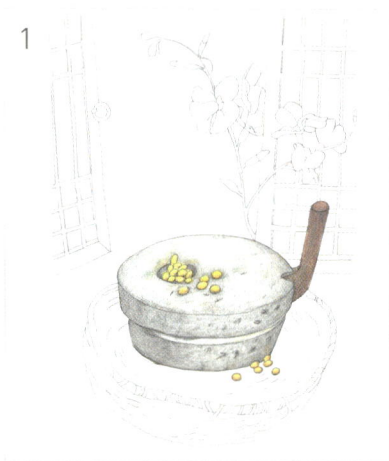
1

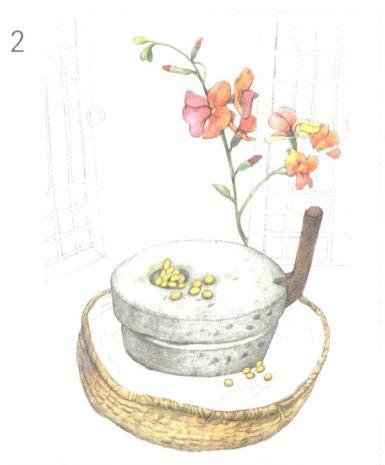
2

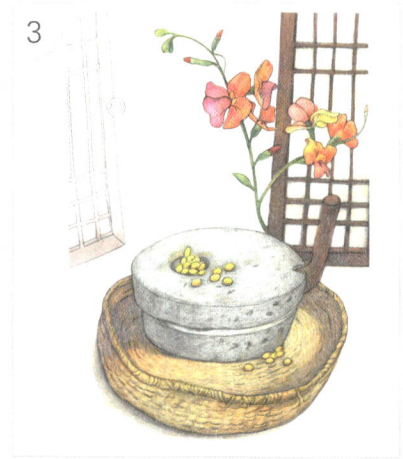
3

by 홍선화

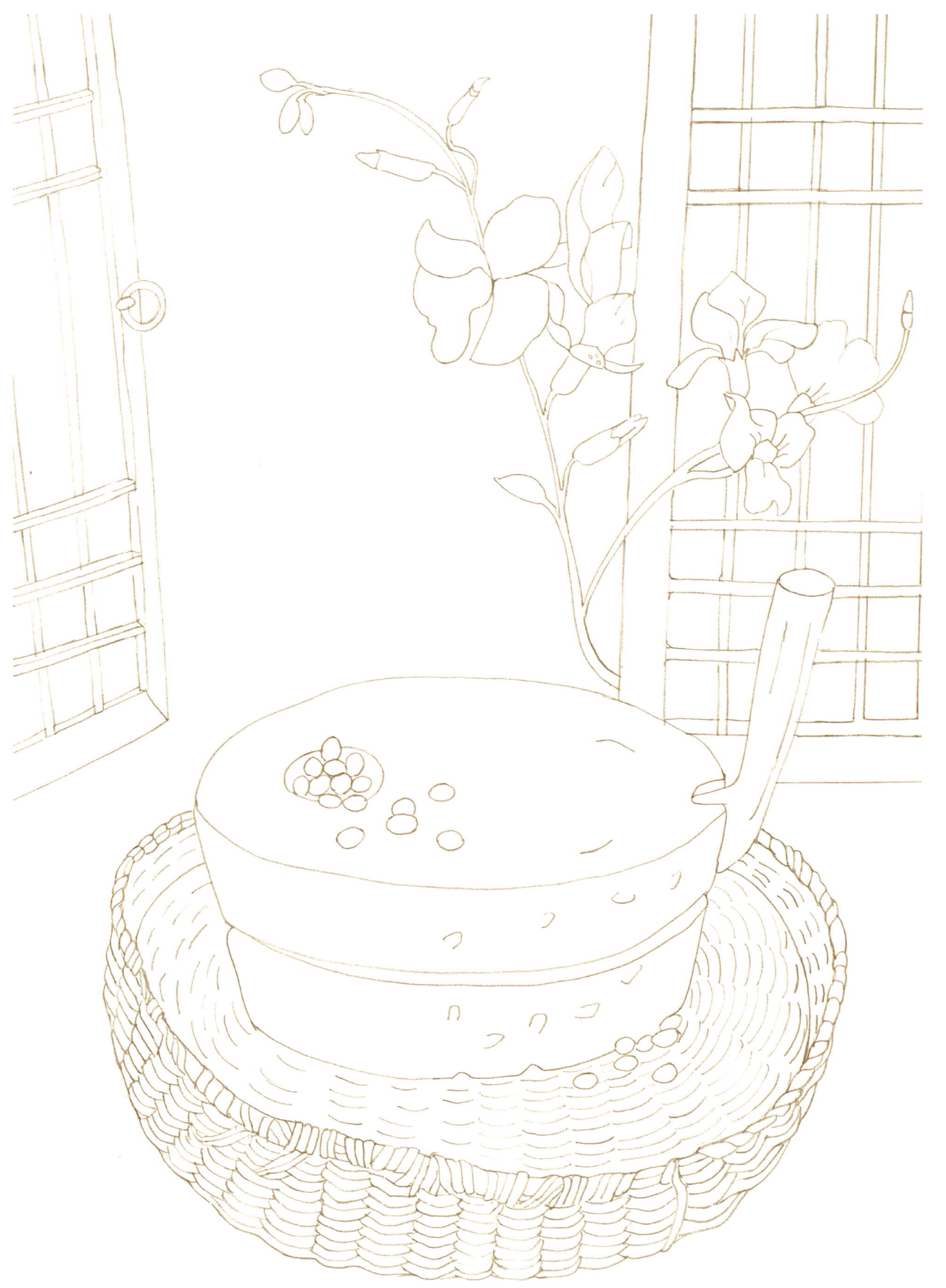

14
수국

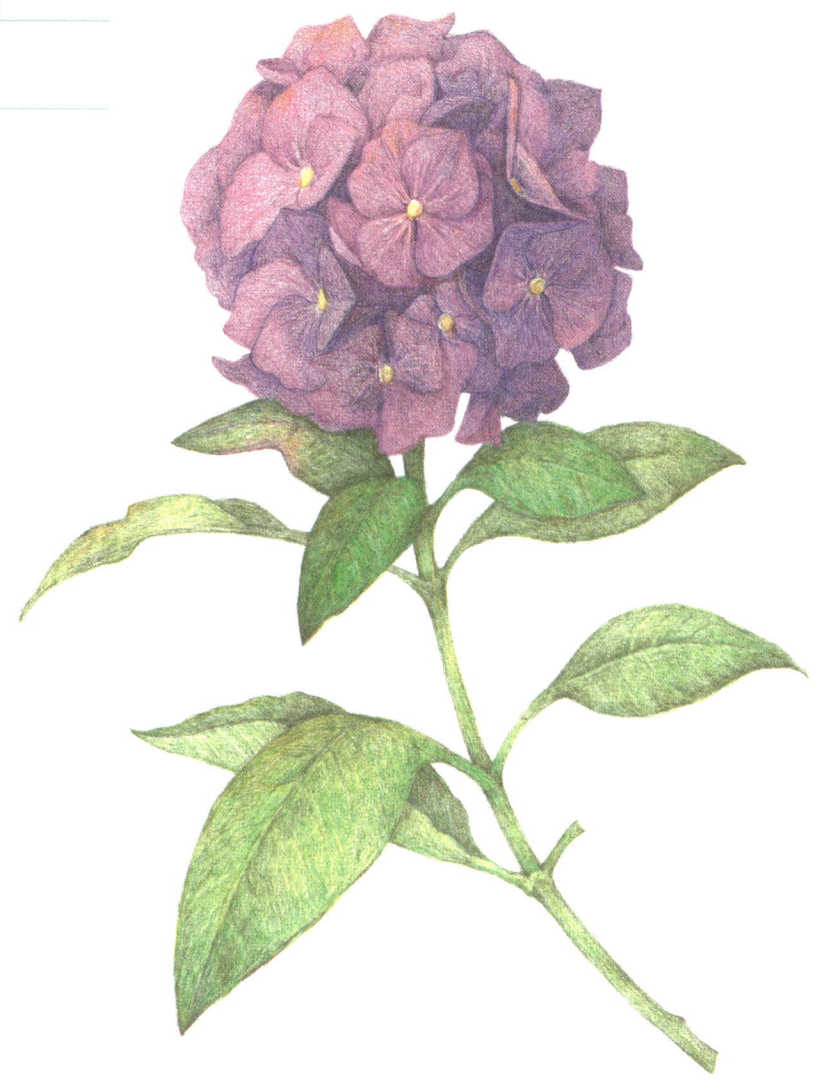

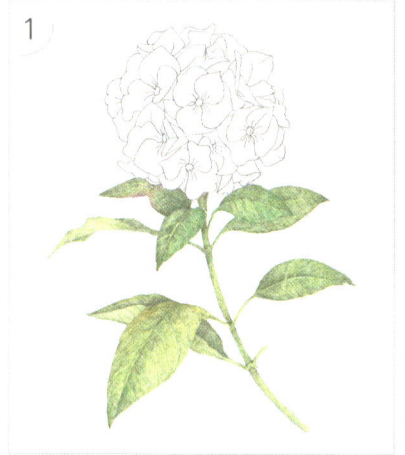

1

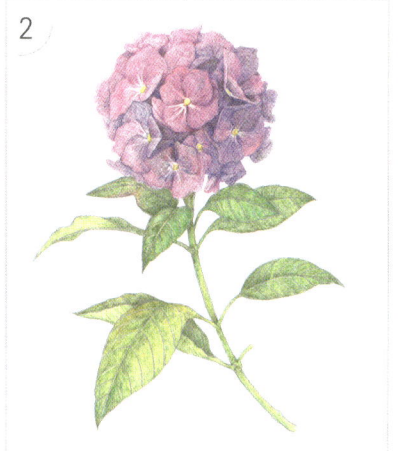

2

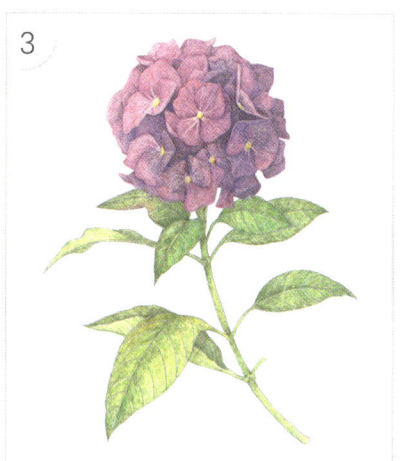

3

by 홍선화

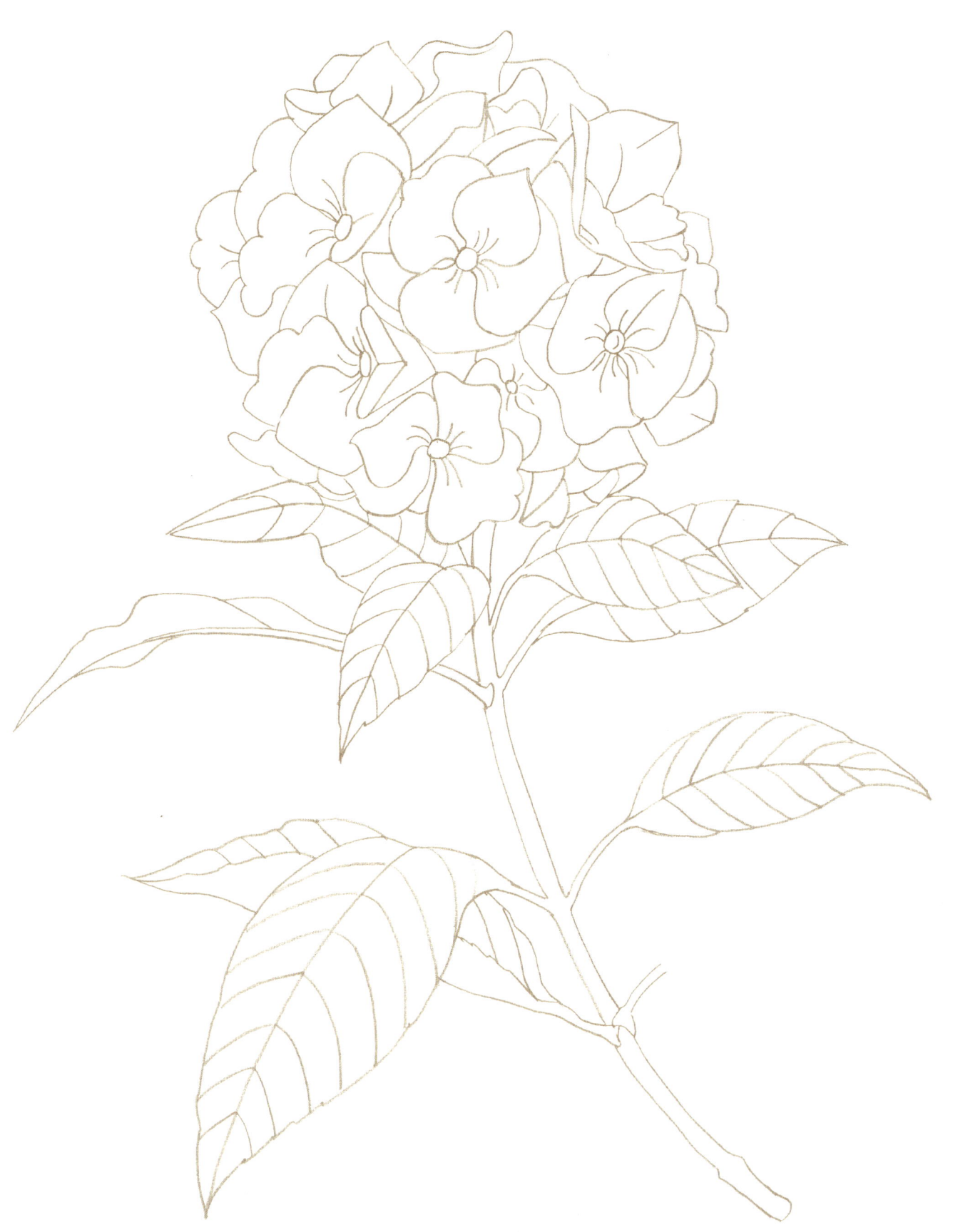

15 빈티지 소파

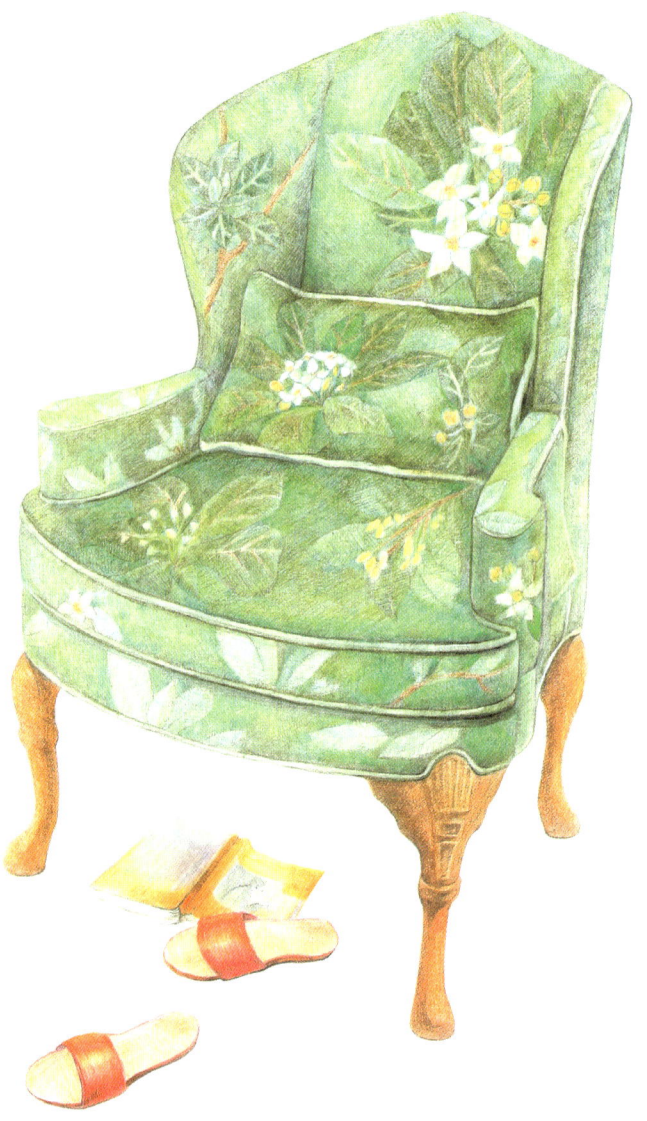

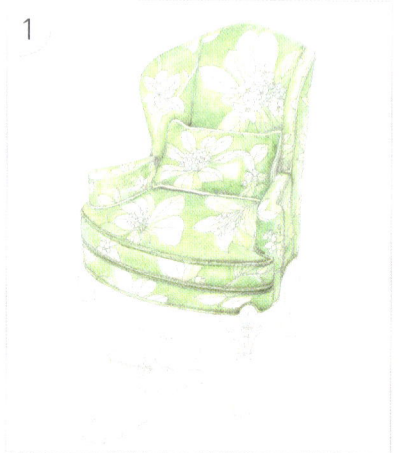

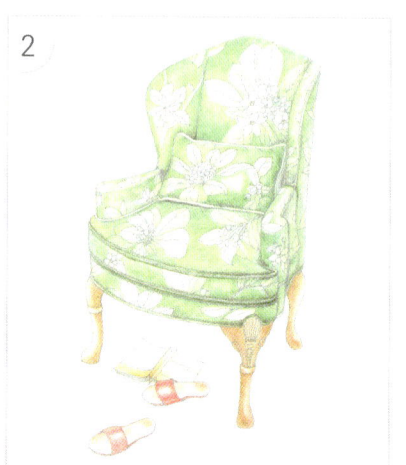

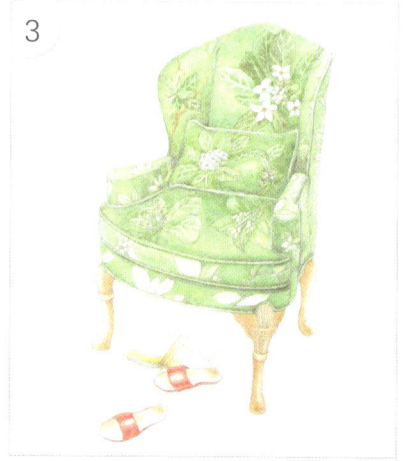

by 최경희

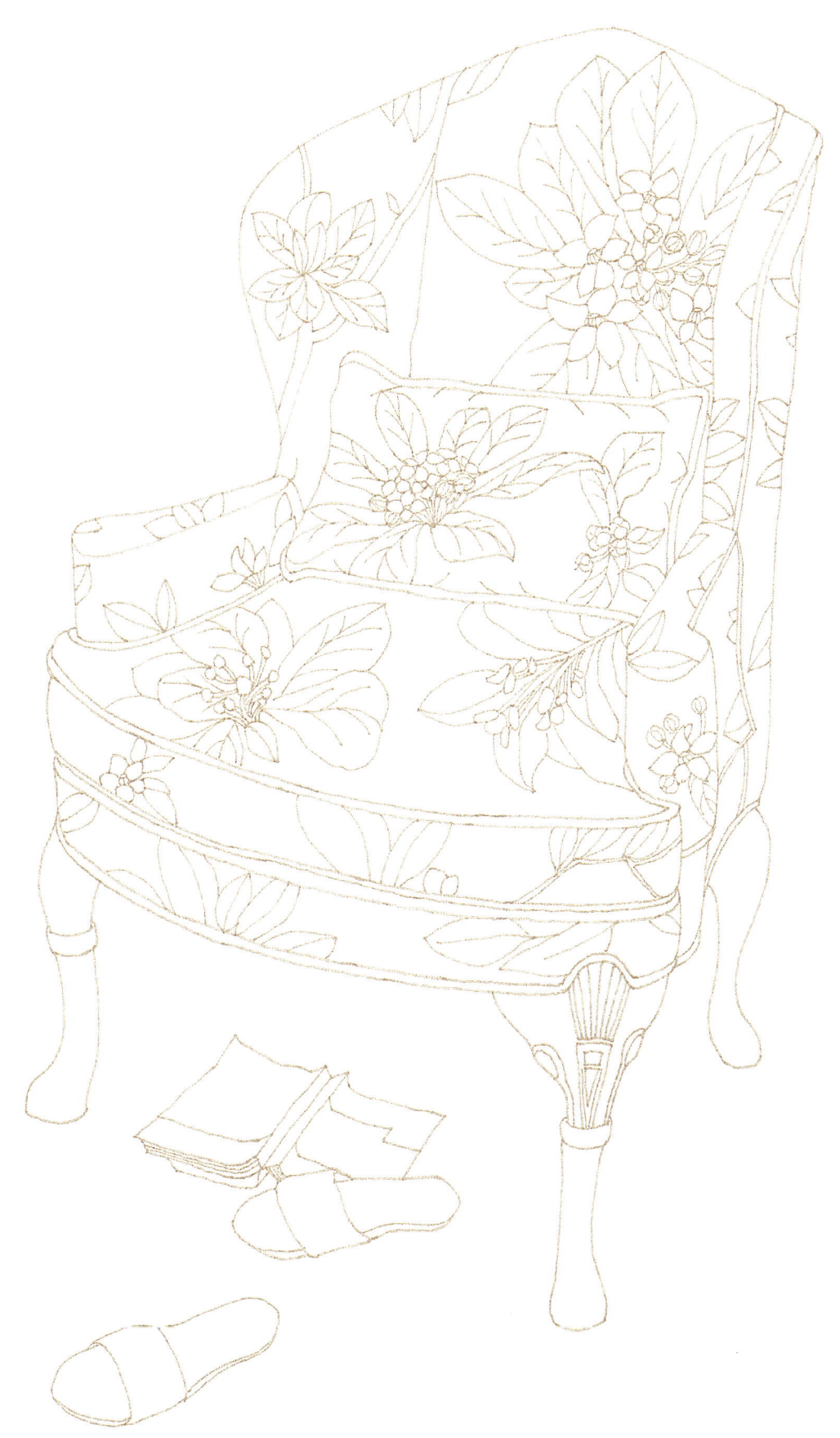

16 꽈리

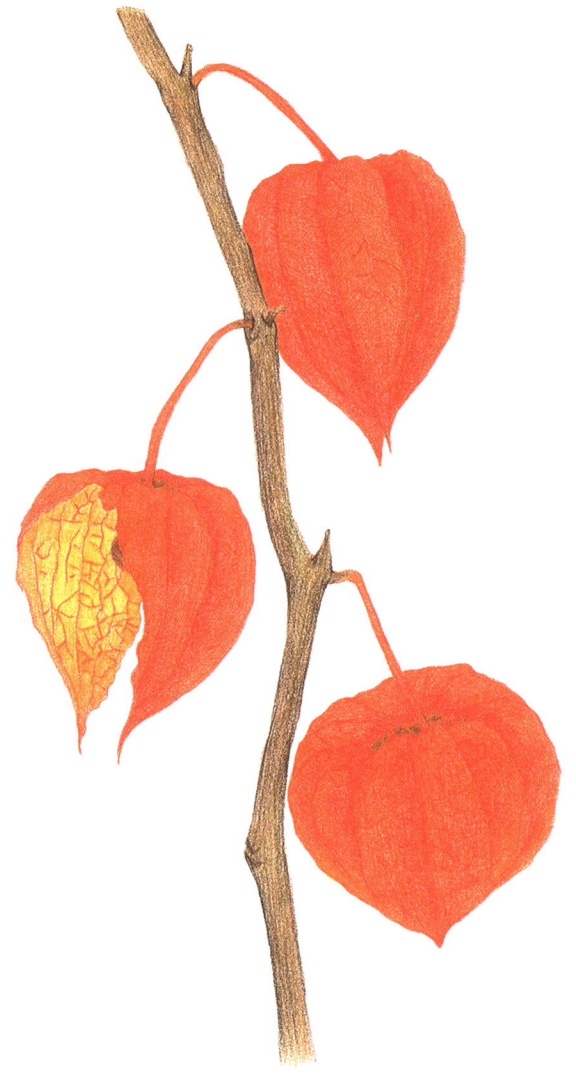

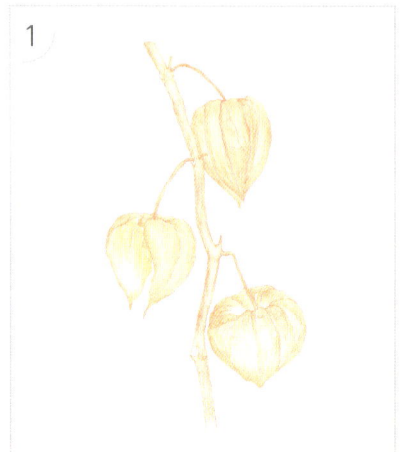

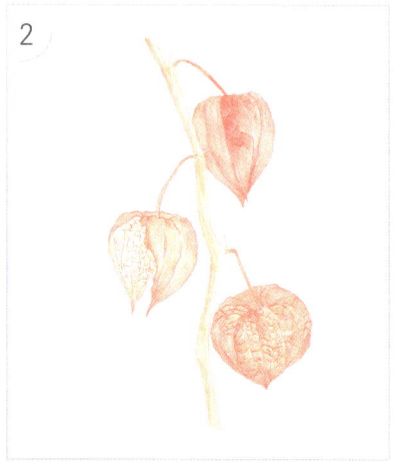

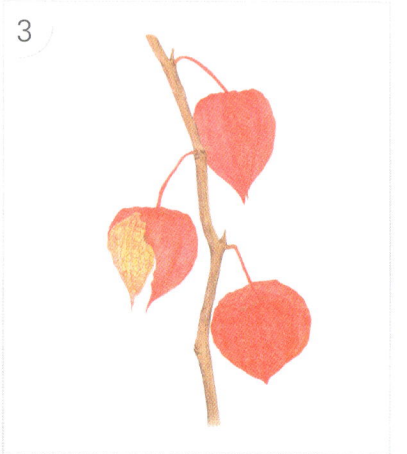

      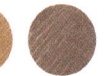

by 박정신

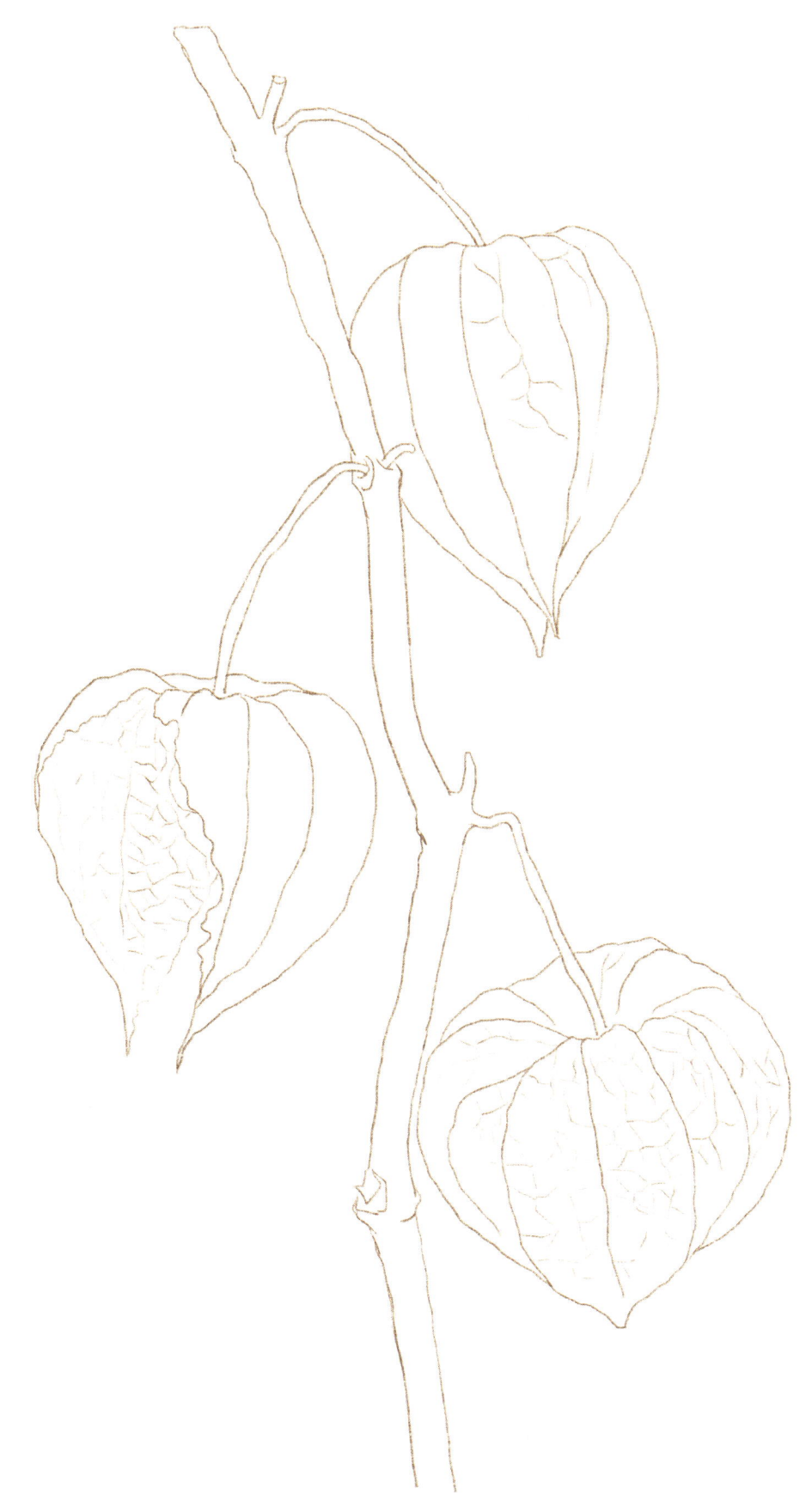

✦딩동댕!✦ 골든벨 퀴즈 4

❶ 그림 그릴 때 캔버스나 스케치북을 세워놓는 도구이며, 세 발의 나무로 만들어진 이것은 이름이 무엇일까요?

❷ 우리나라 자생종 창포는 무슨 색일까요?

❸ 메리골드의 꽃말은 '반드시 오고야 말 행복'입니다. 행복을 차곡차곡 넣을 수 있다면 어떤 행복을 넣고 싶나요?

❹ 넌센스 퀴즈입니다. '못다핀 꽃 한송이'를 네 글자로 줄이면?

❺ '나를 잊지 마세요'의 꽃말을 가진 꽃은 무엇일까요?

회상 적기

17 티포트

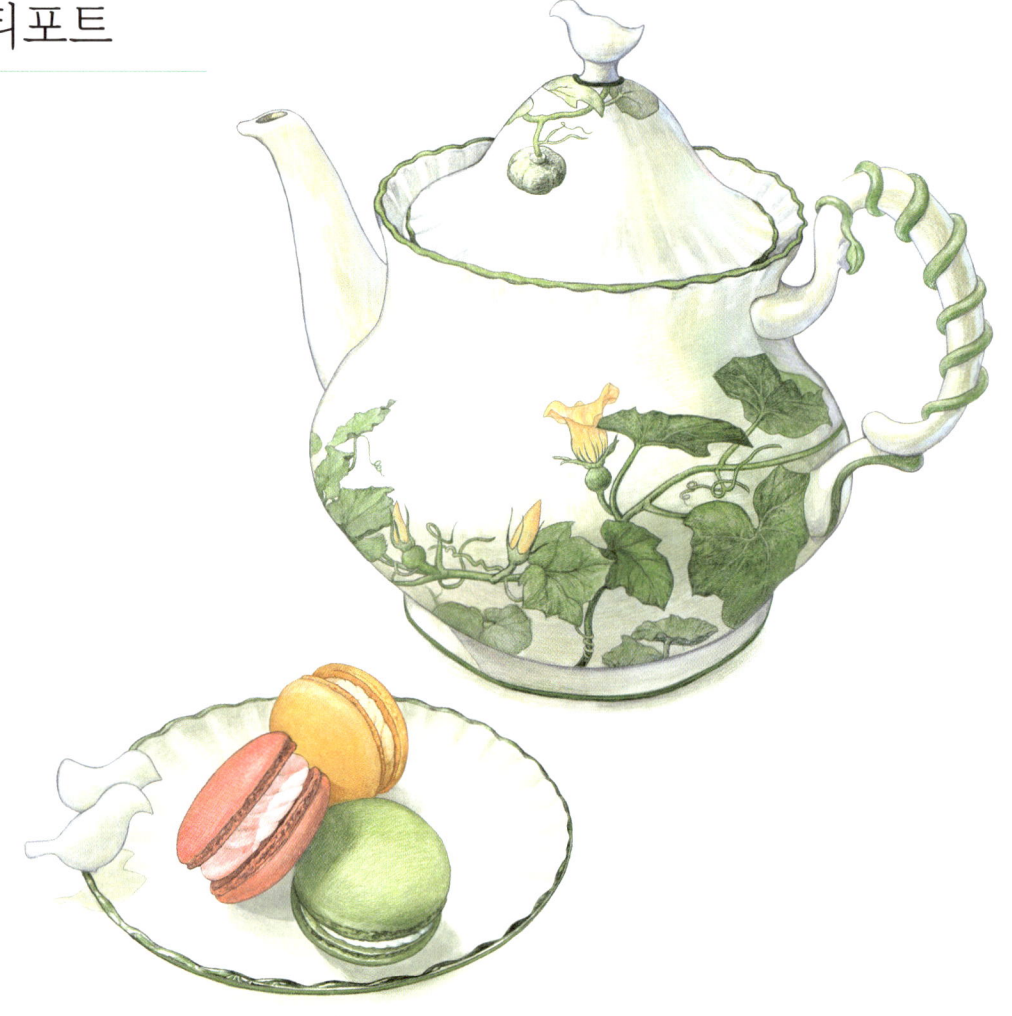

1
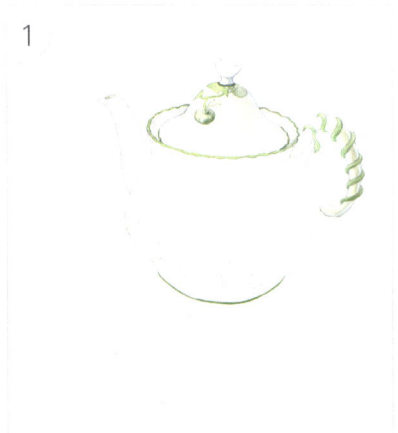

2
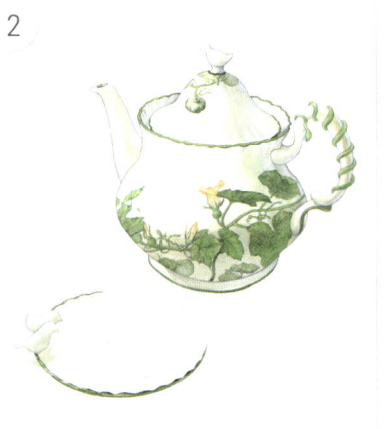

3
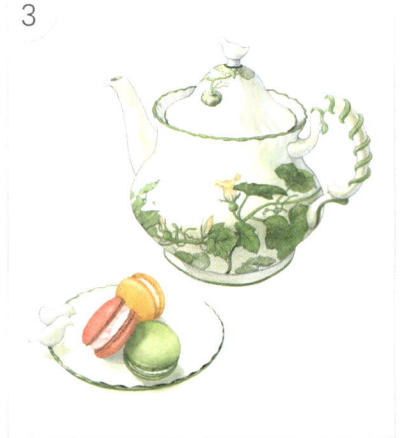

by 이경미

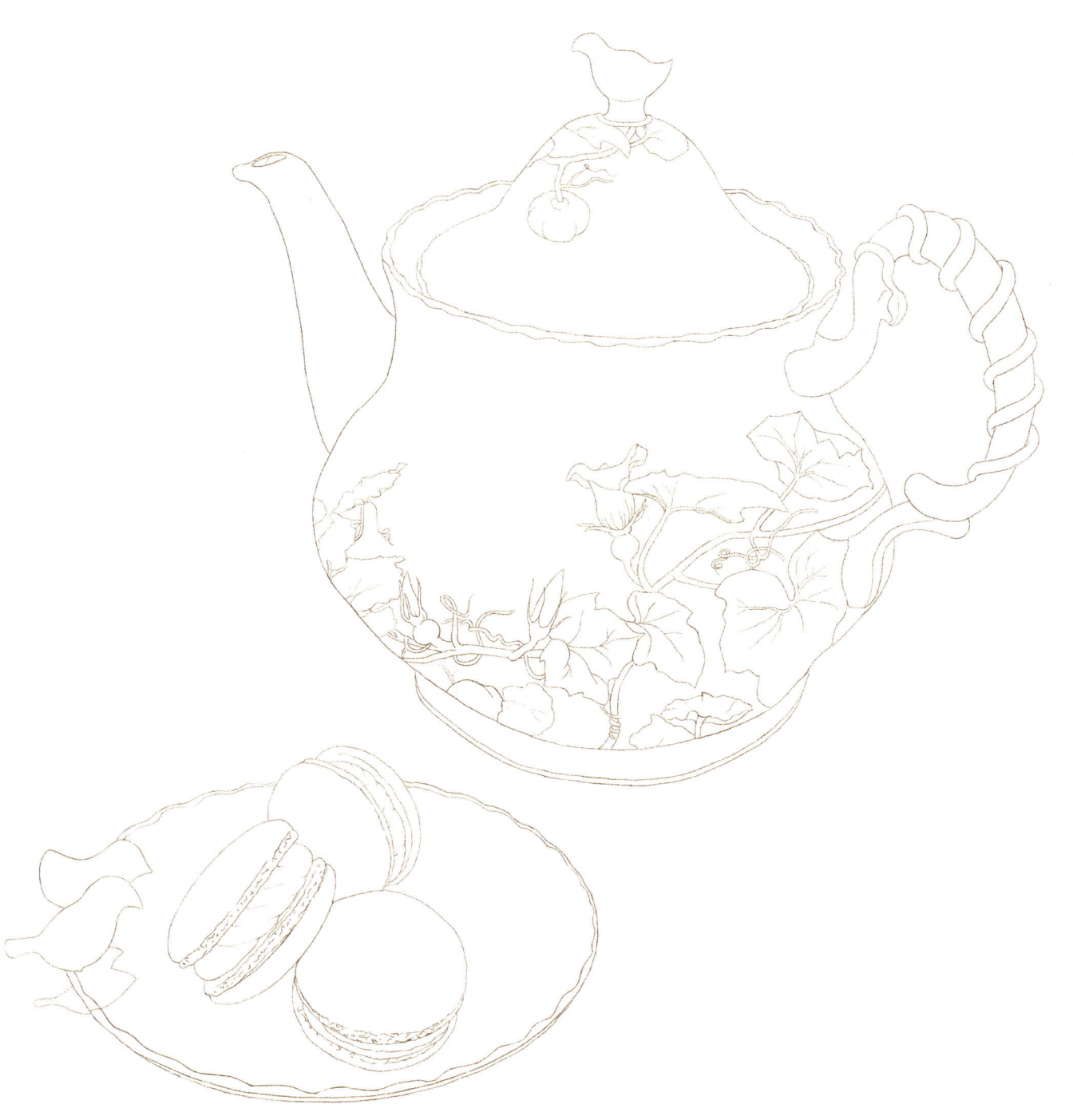

18 꽃창포

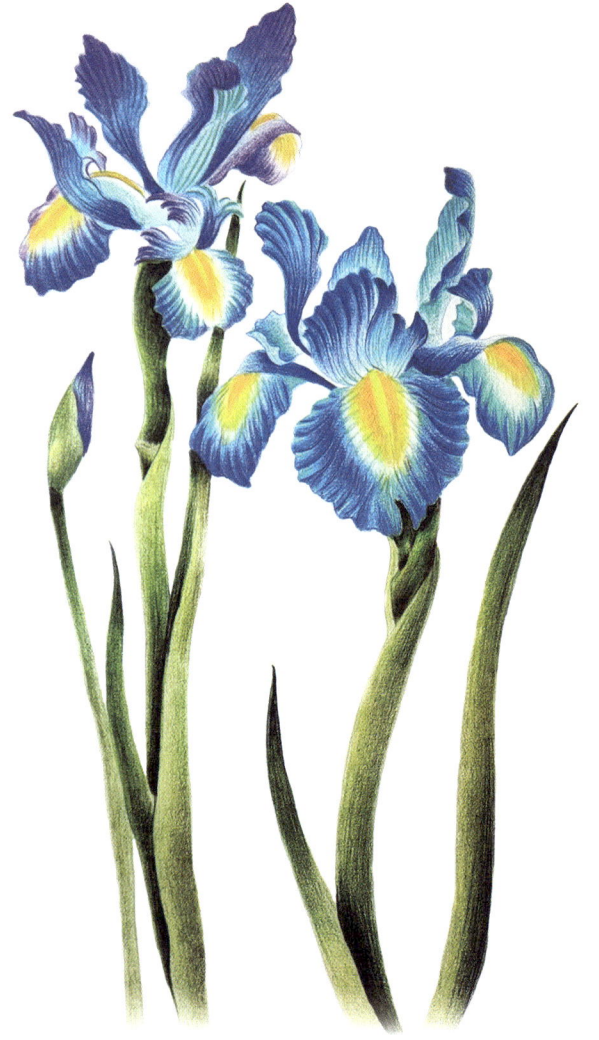

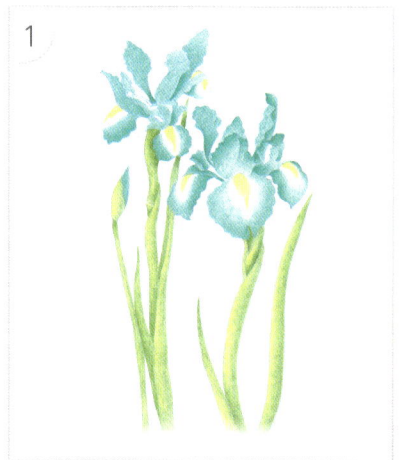

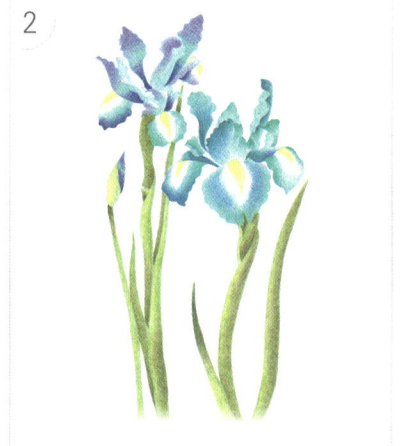

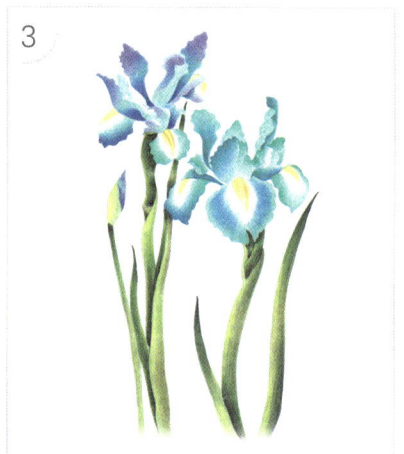

by 원갑진

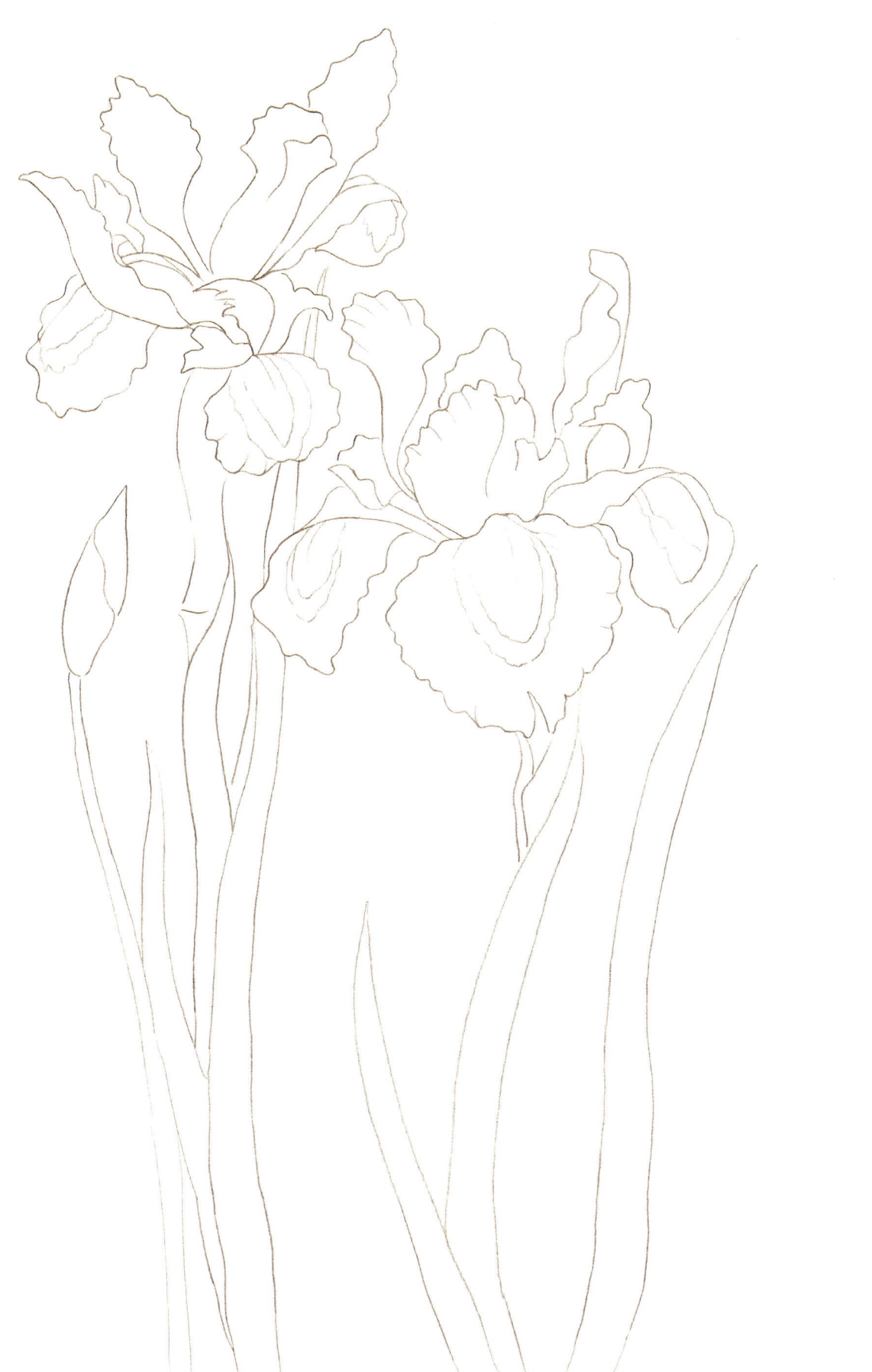

19
메리골드

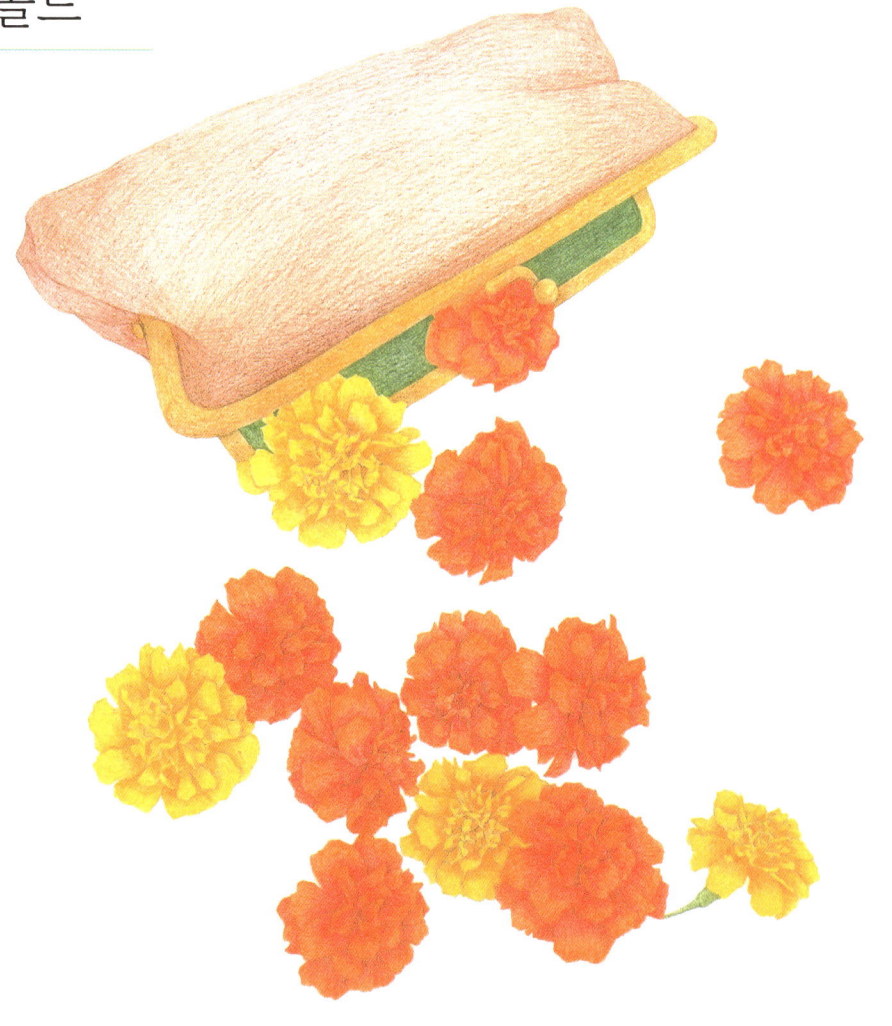

1
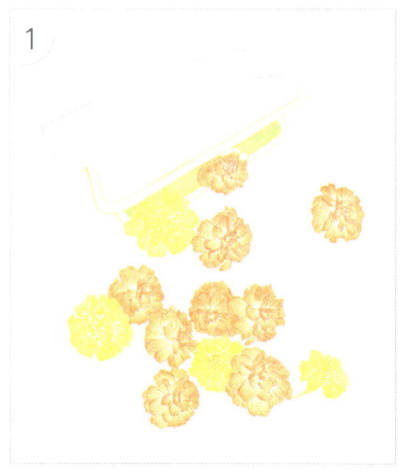

2
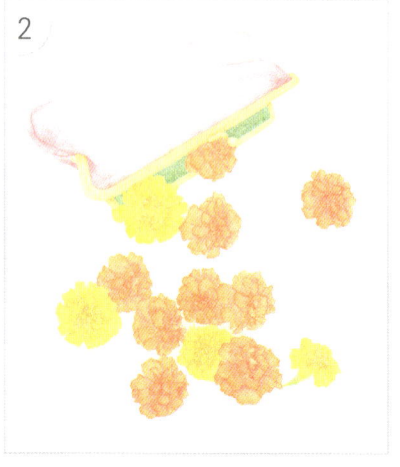

3
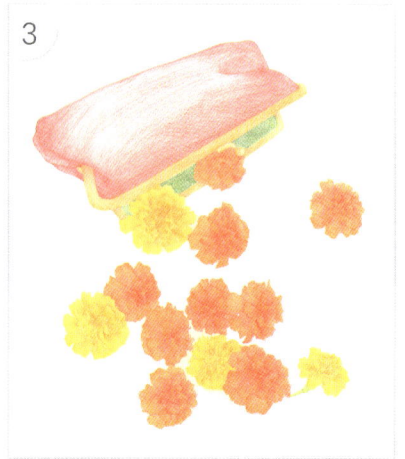

by 박정신

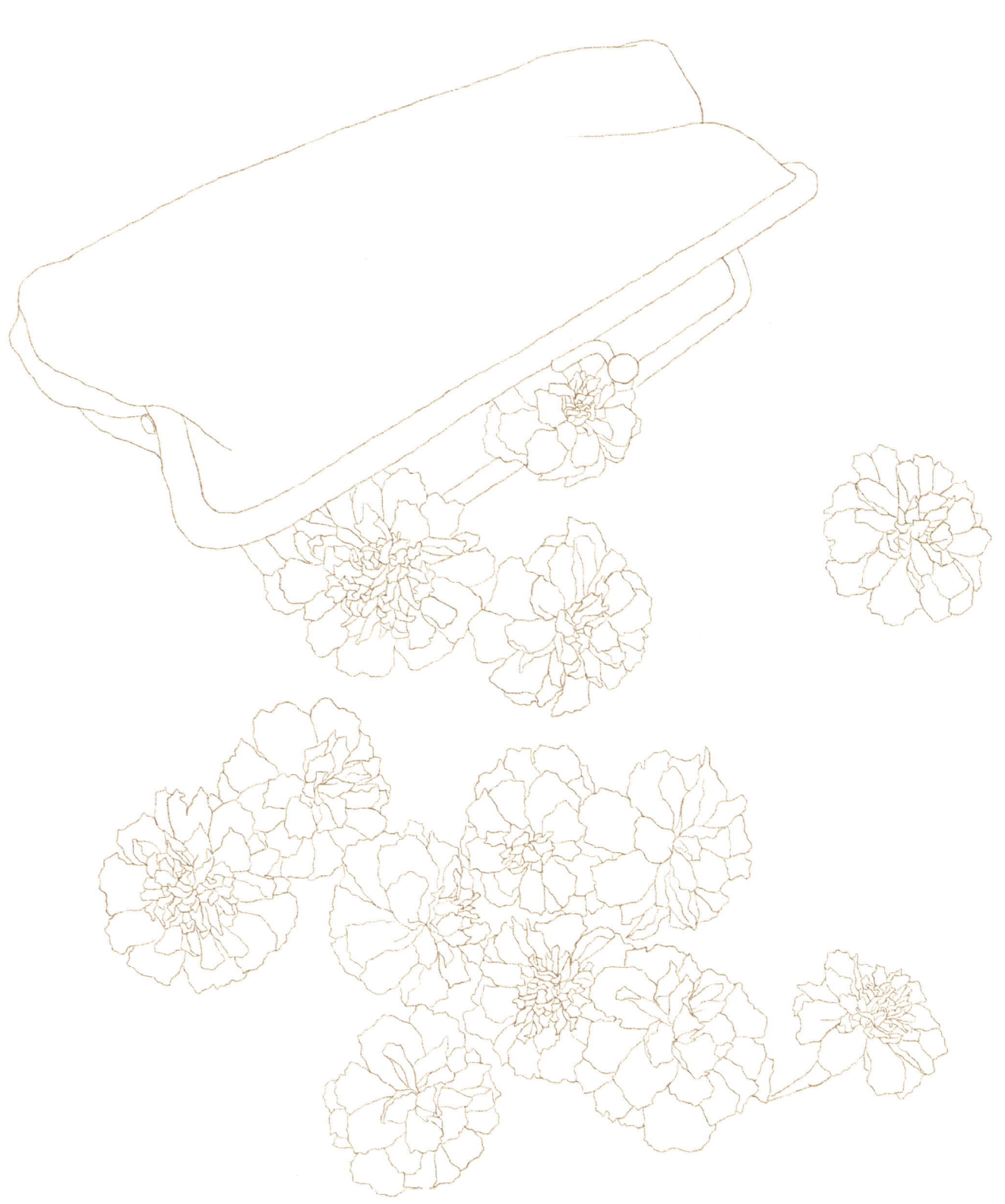

20 이젤

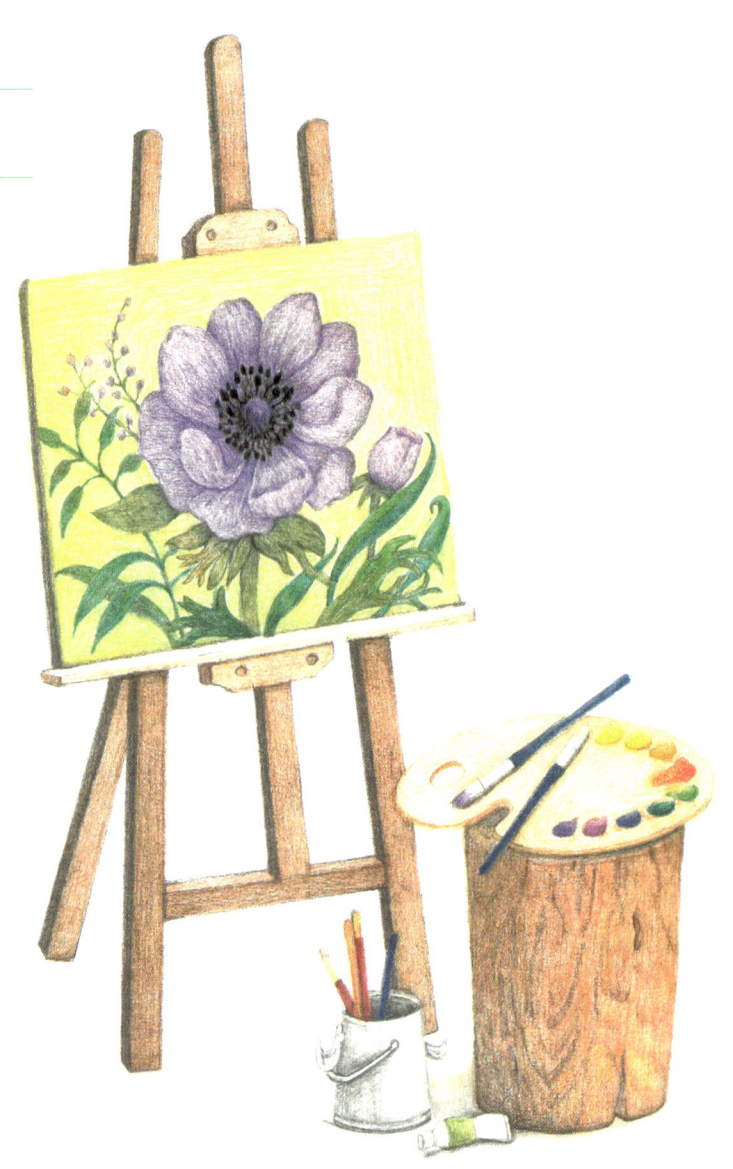

1
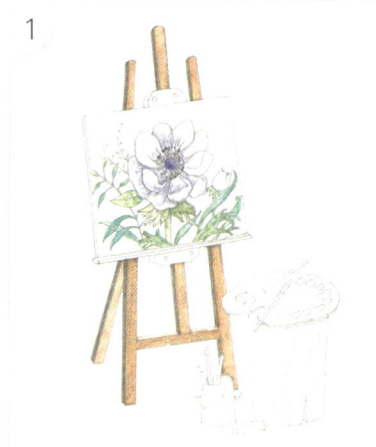

2
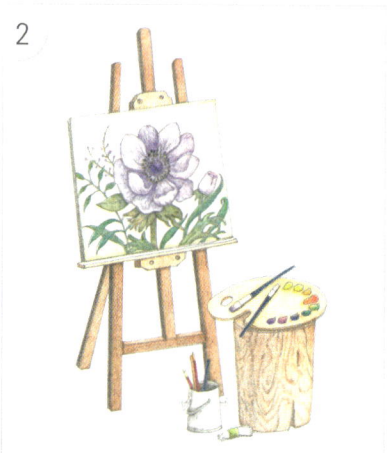

3
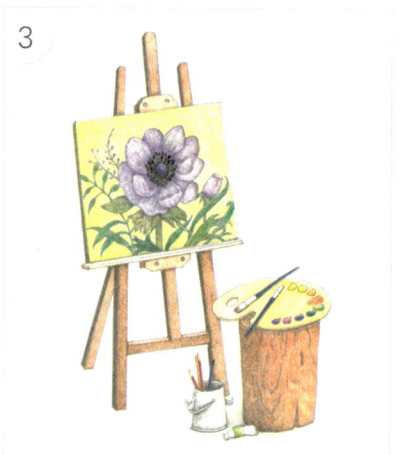

by 홍선화

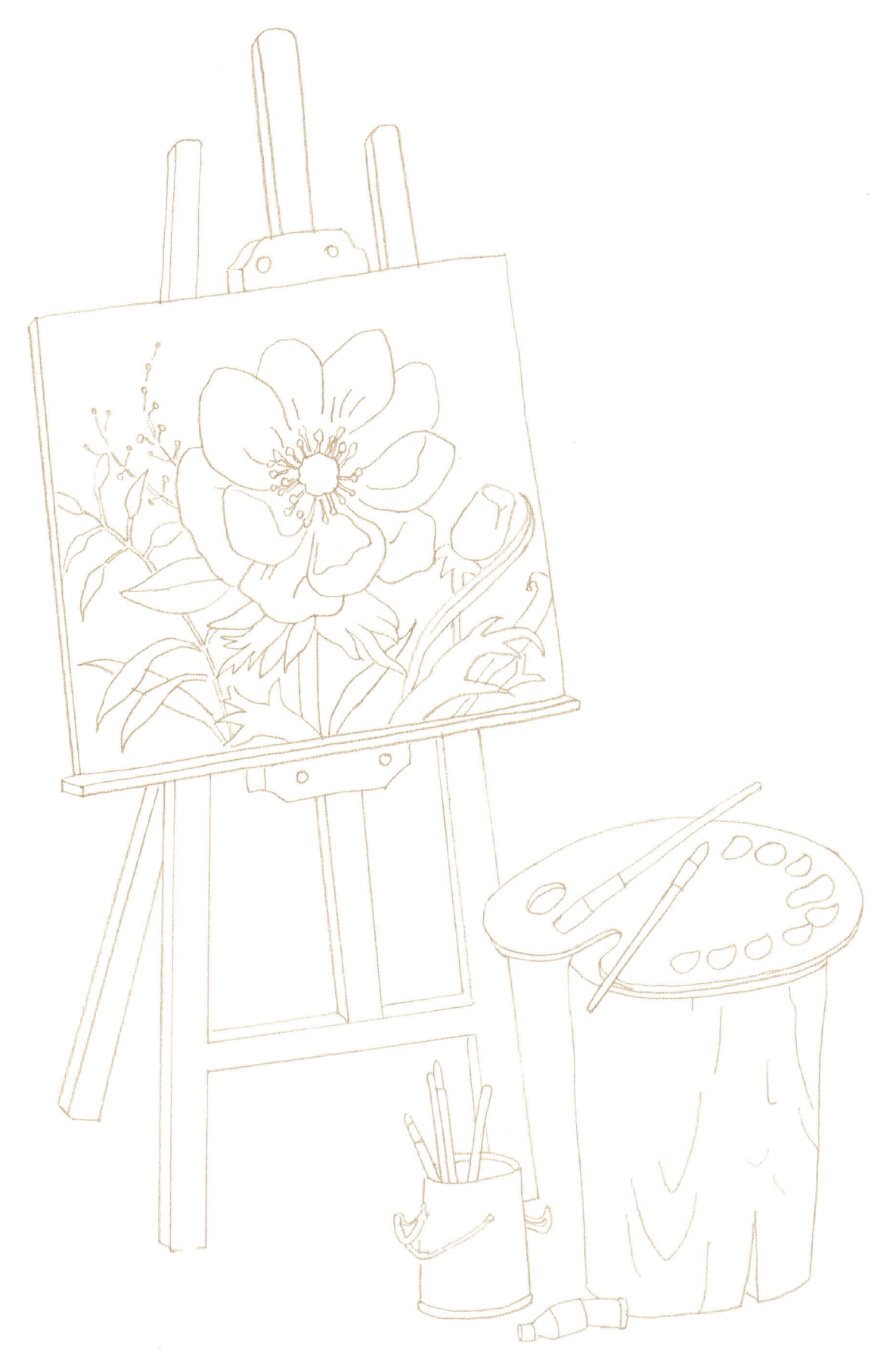

딩동댕! 골든벨 퀴즈 5

1 햇빛이나 달빛에 반짝이는 잔물결을 무엇이라고 할까요?

2 인생의 길흉화복은 늘 바뀌고 변한다는 사자성어는?

3 꽃가게 주인이 제일 싫어하는 나라는 어디일까요?

❹ 능소화와 관련없는 내용은 무엇일까요?

① 어사화　　② 양반꽃　　③ 파란 꽃　　④ 드라마 '옷소매 붉은 끝동' 정원에 핀 꽃

❺ 우리 선조들이 장독에 금줄을 쳤던 이유는 무엇일까요?

회상 적기

물망초

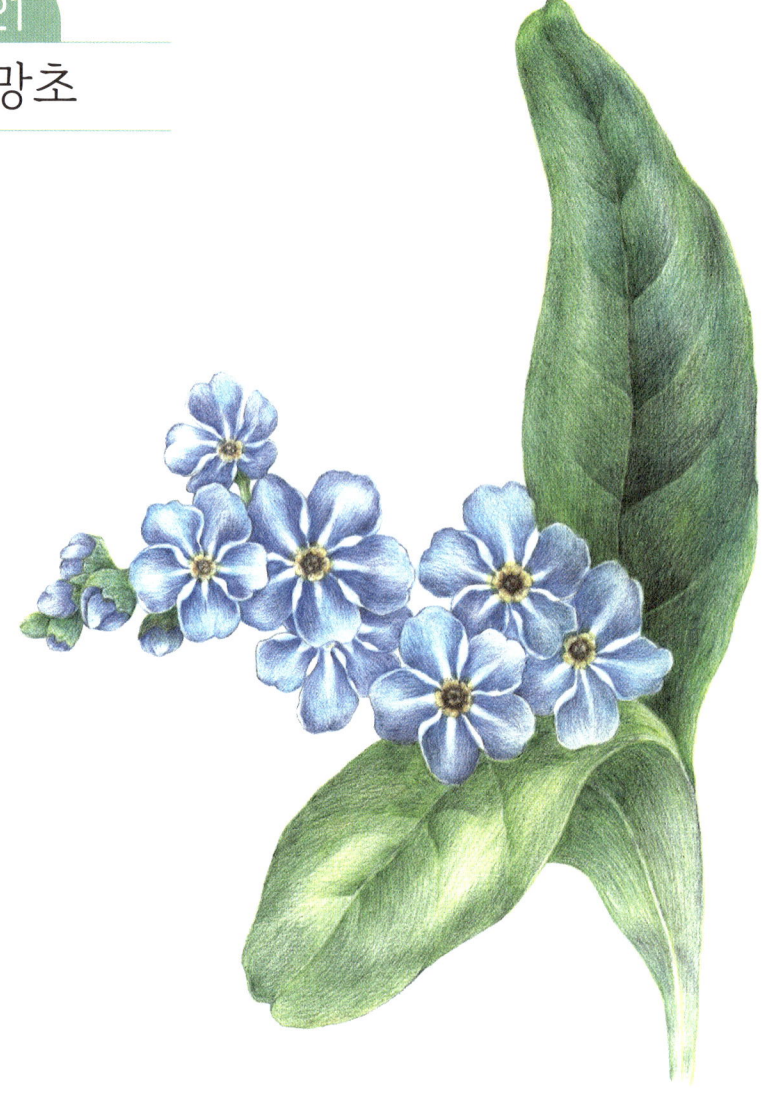

1
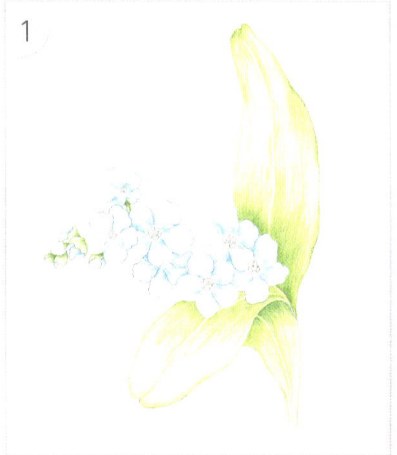

2
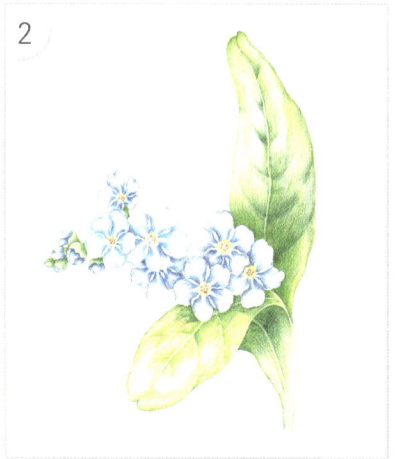

3
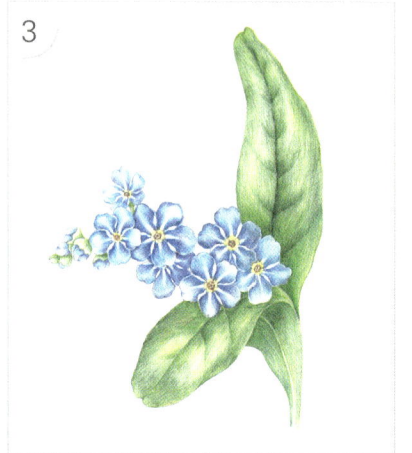

by 조혜숙

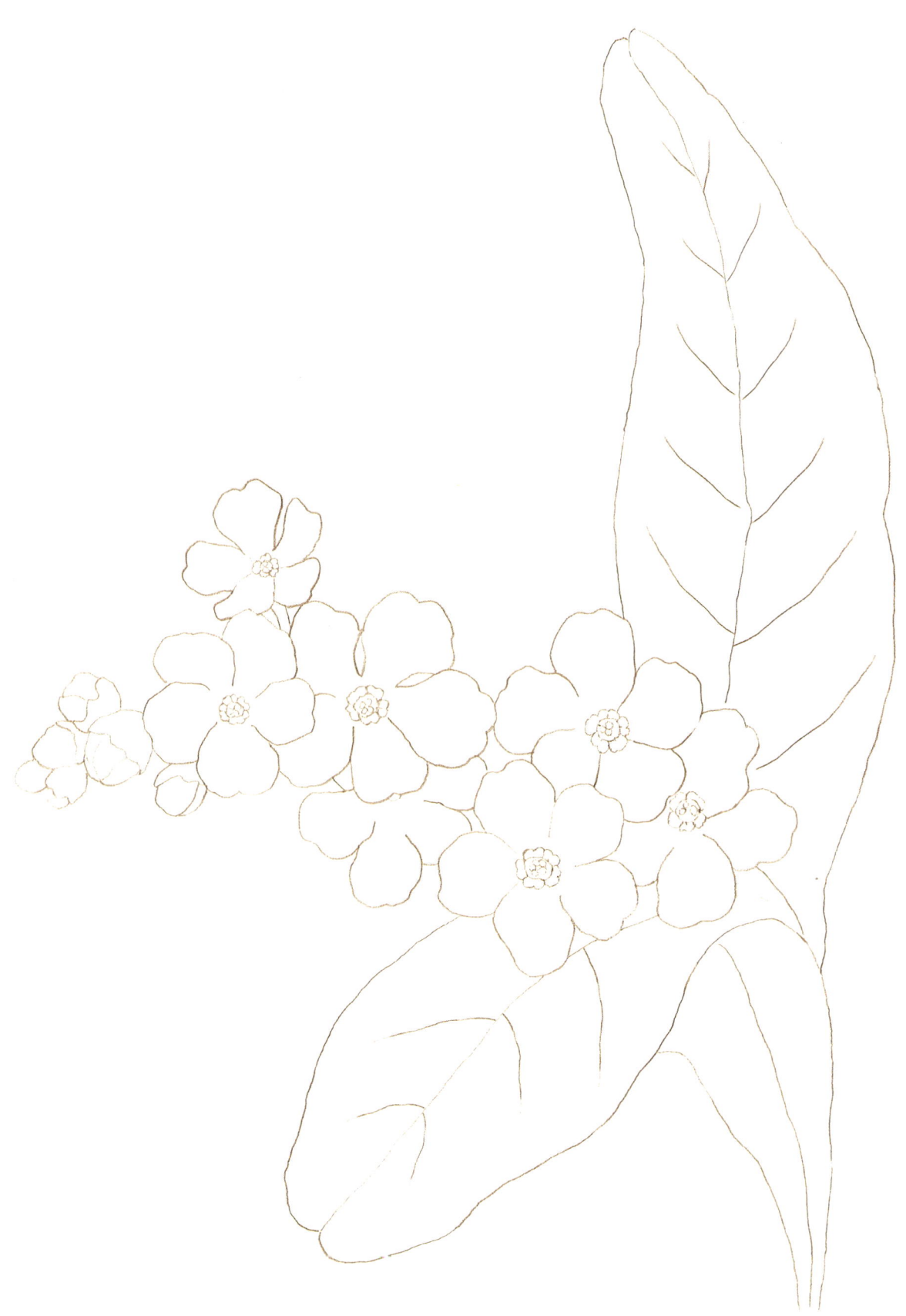

바게트와 꽃무늬 가방

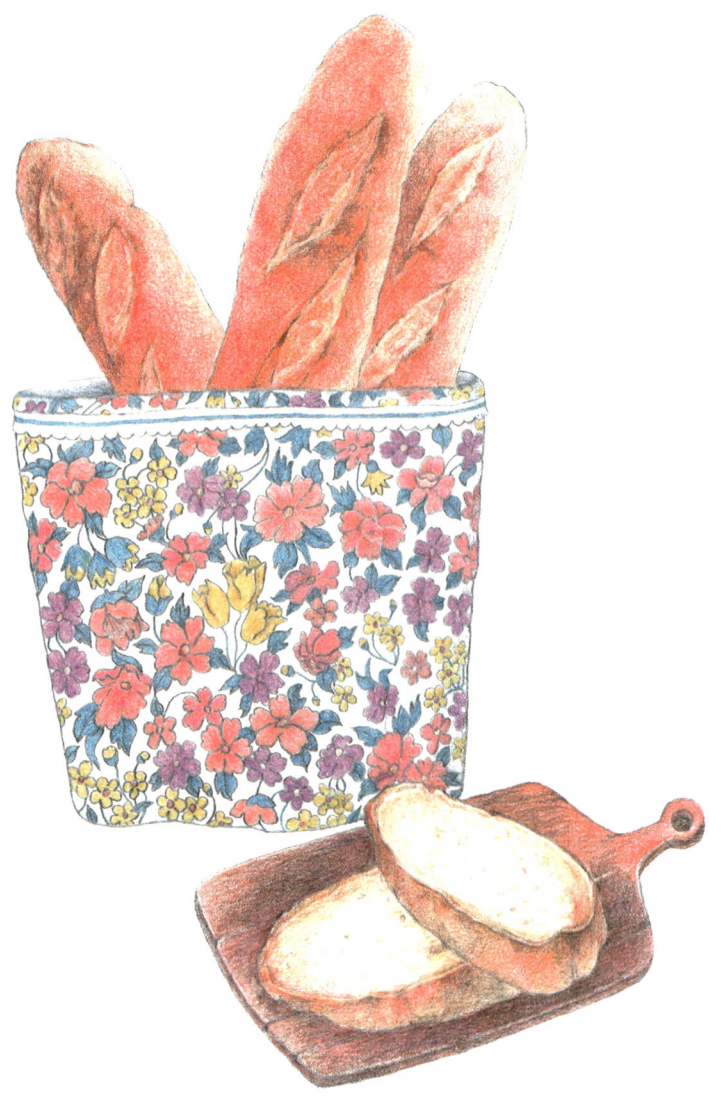

1
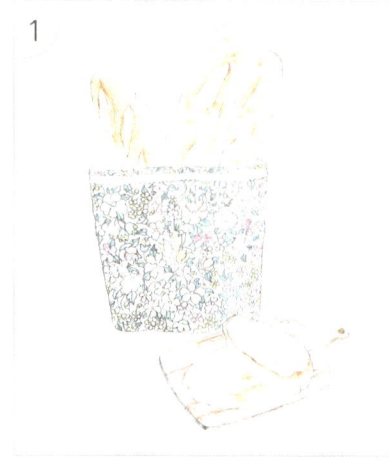

2
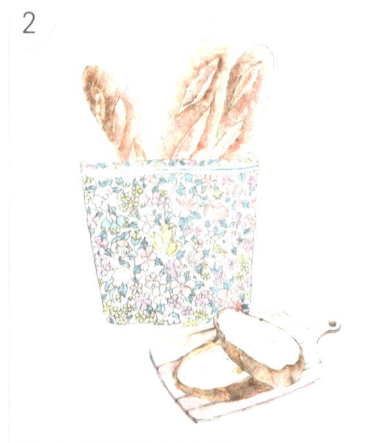

3
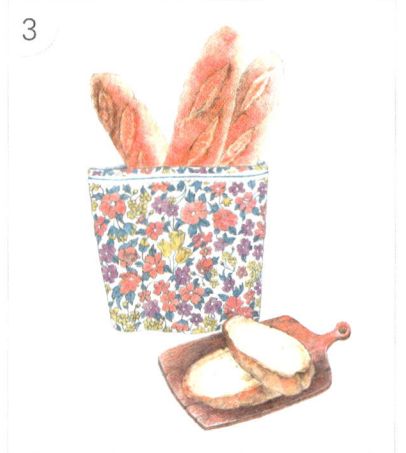

by 조혜숙

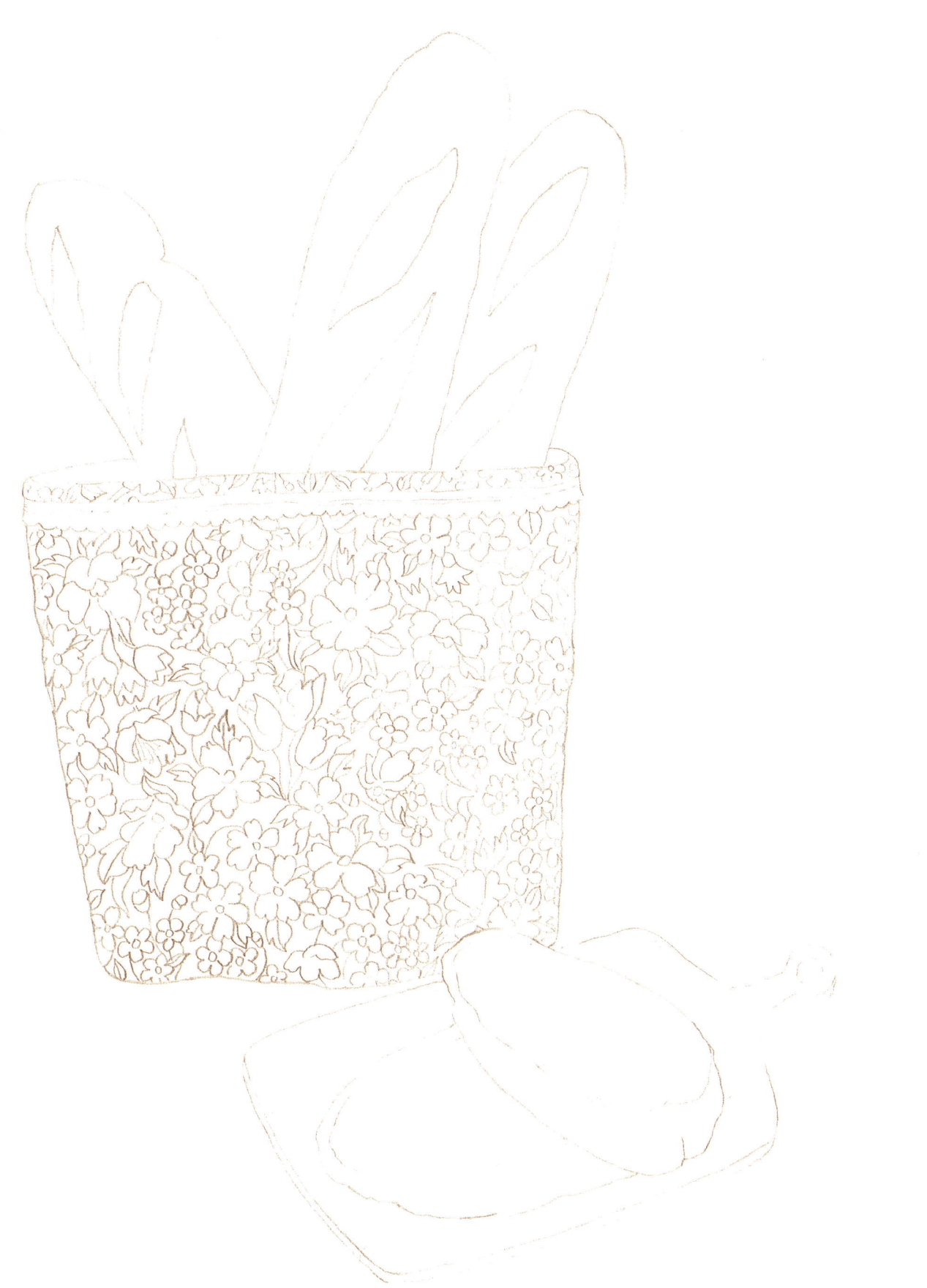

국화

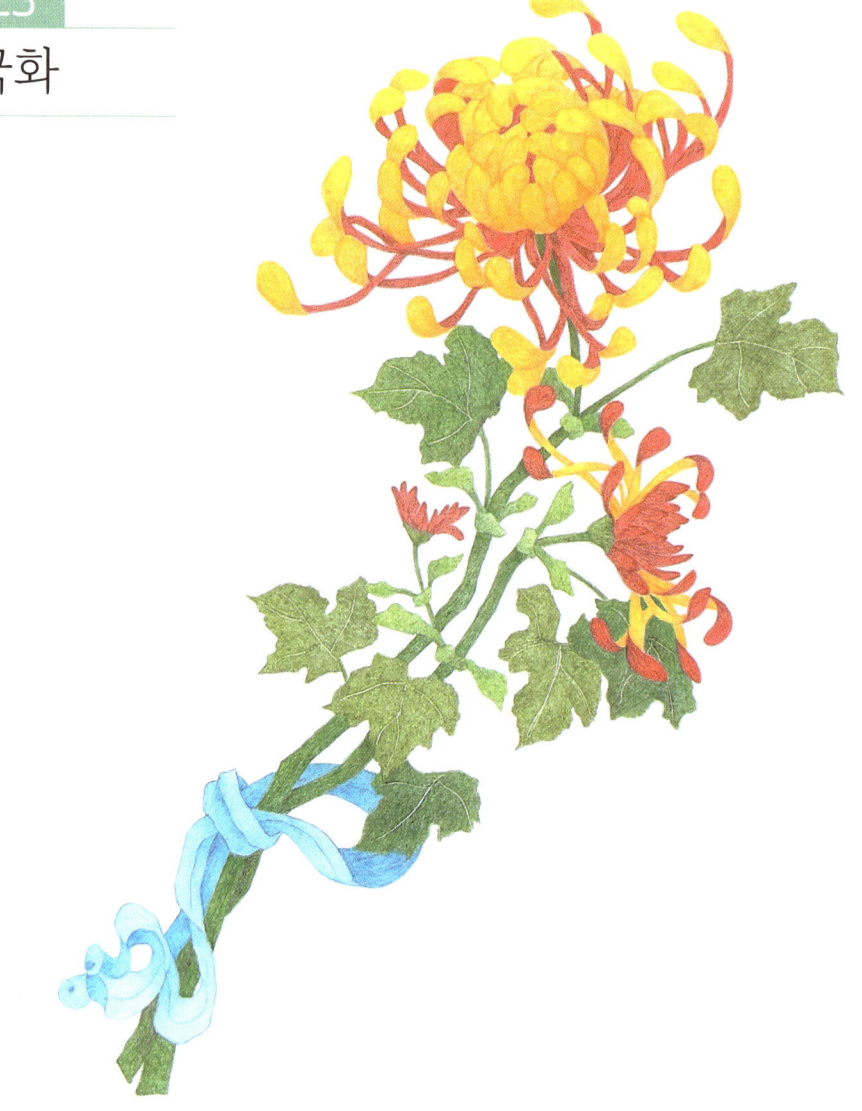

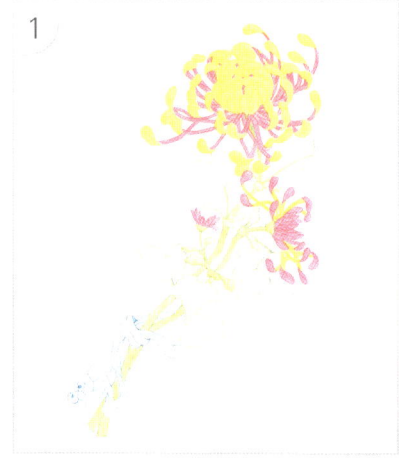

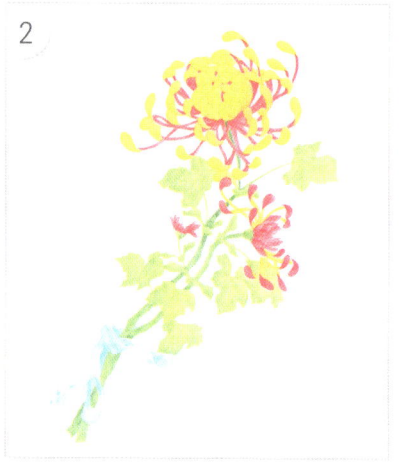

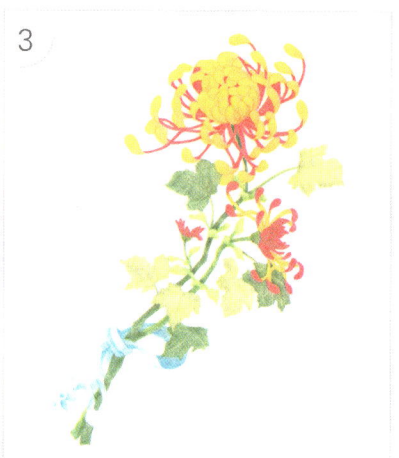

by 박정신

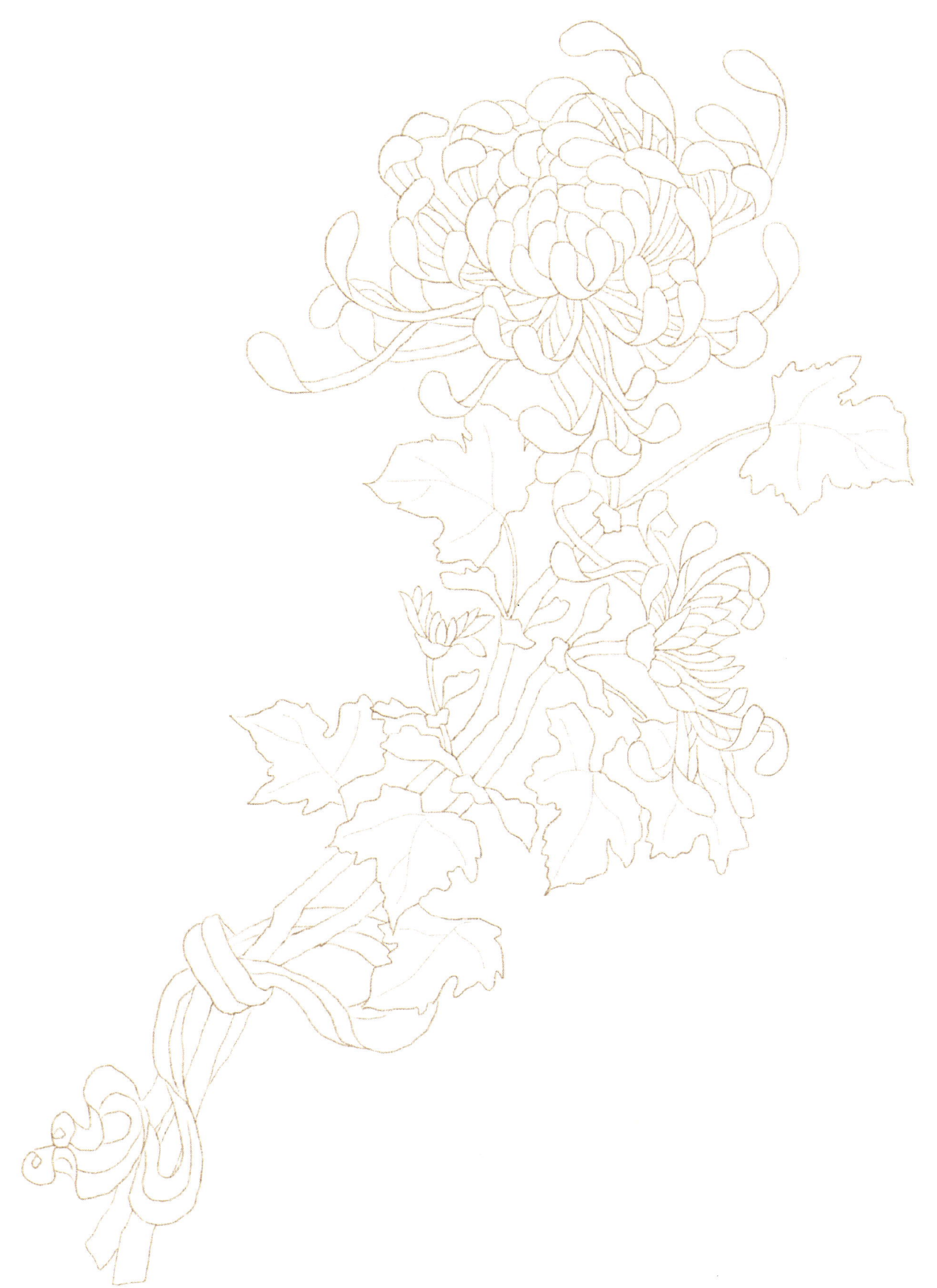

24 꽃 찻잔

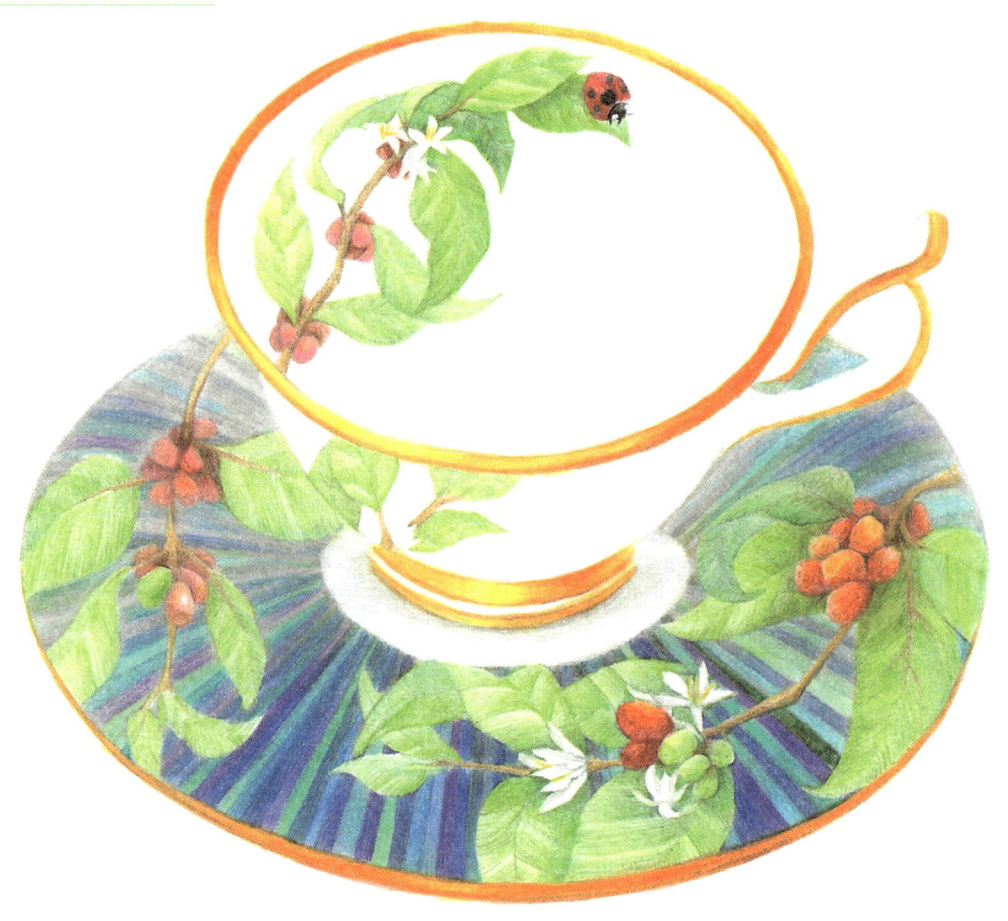

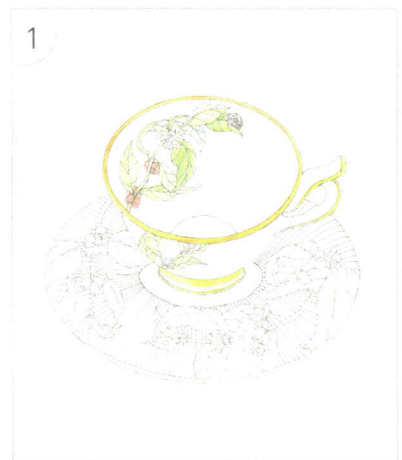
1

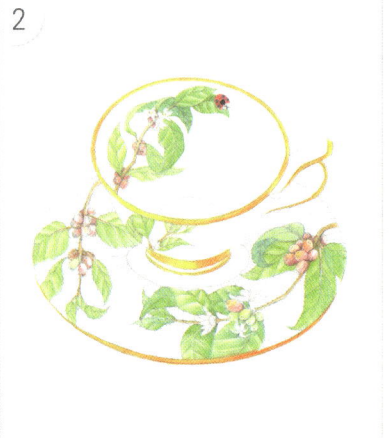
2

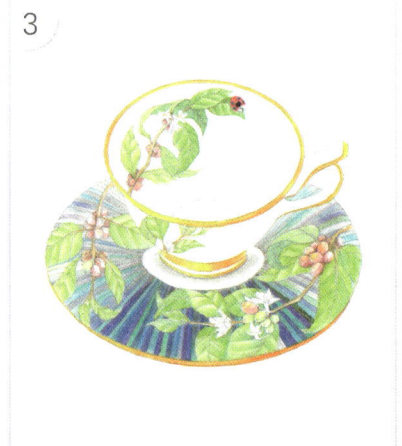
3

by 최경희

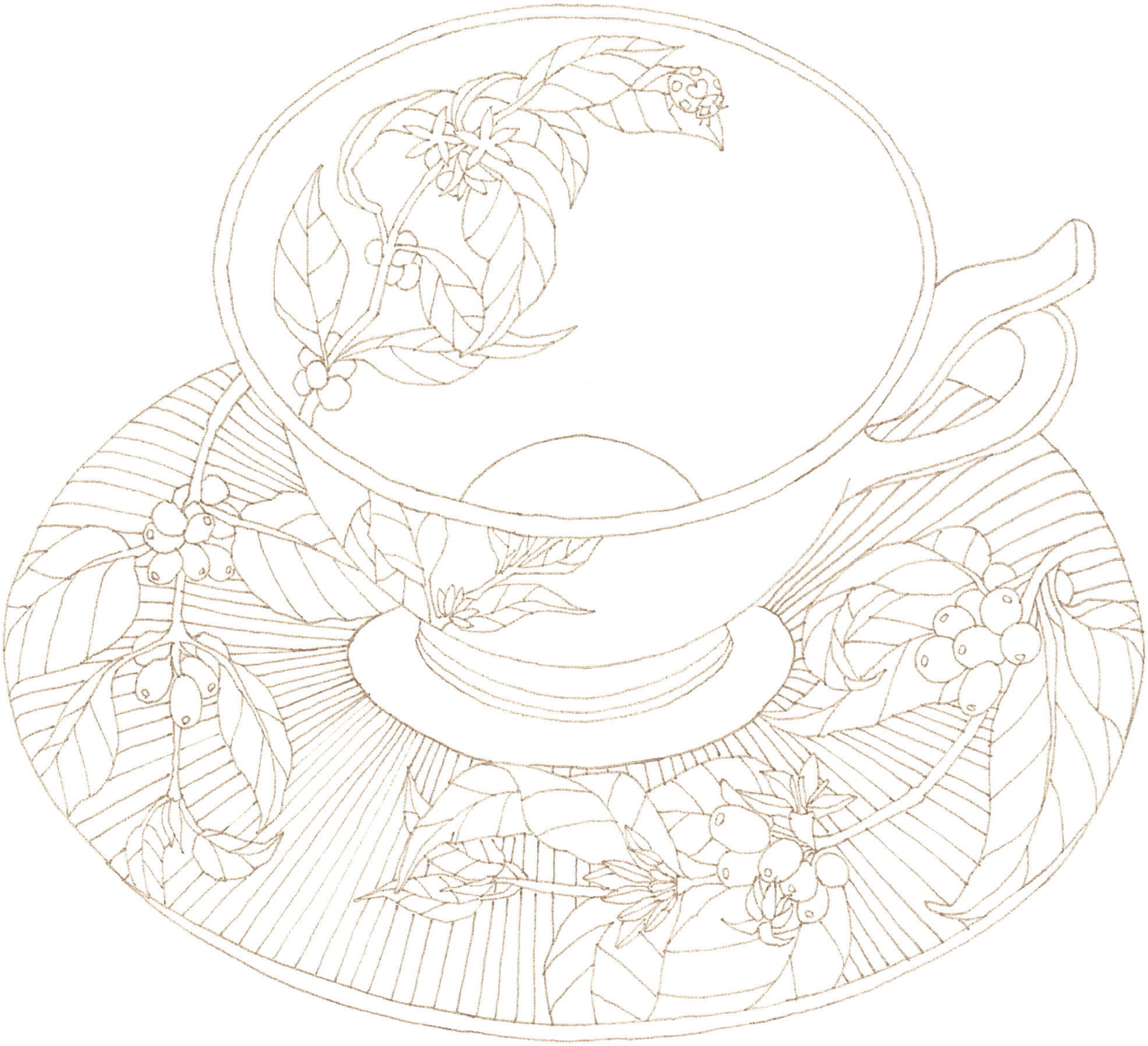

딩동댕! 골든벨 퀴즈 6

❶ '두 나무의 가지가 맞닿아 결이 서로 통한 것'의 뜻으로 화목한 부부 또는 남녀 사이에 비유하는 것은?

❷ 꽃이 흐드러지게 핀 아침과 달이 휘영청 밝은 저녁, 상상만 해도 기분이 좋습니다. 이처럼 경치가 가장 좋은 때를 이르는 사자성어는 무엇일까요?

❸ 산타클로스가 선물 주러 오는 날은 언제일까요?

❹ 근심이 바뀌어 복이 된다는 '전화위복'의 꽃말을 가진 나무는 무엇일까요?

❺ '오즈의 마법사'를 기억하세요? 이야기 속 양철 나무꾼은 무엇을 갖고 싶어 했을까요?

회상 적기

25 능소화

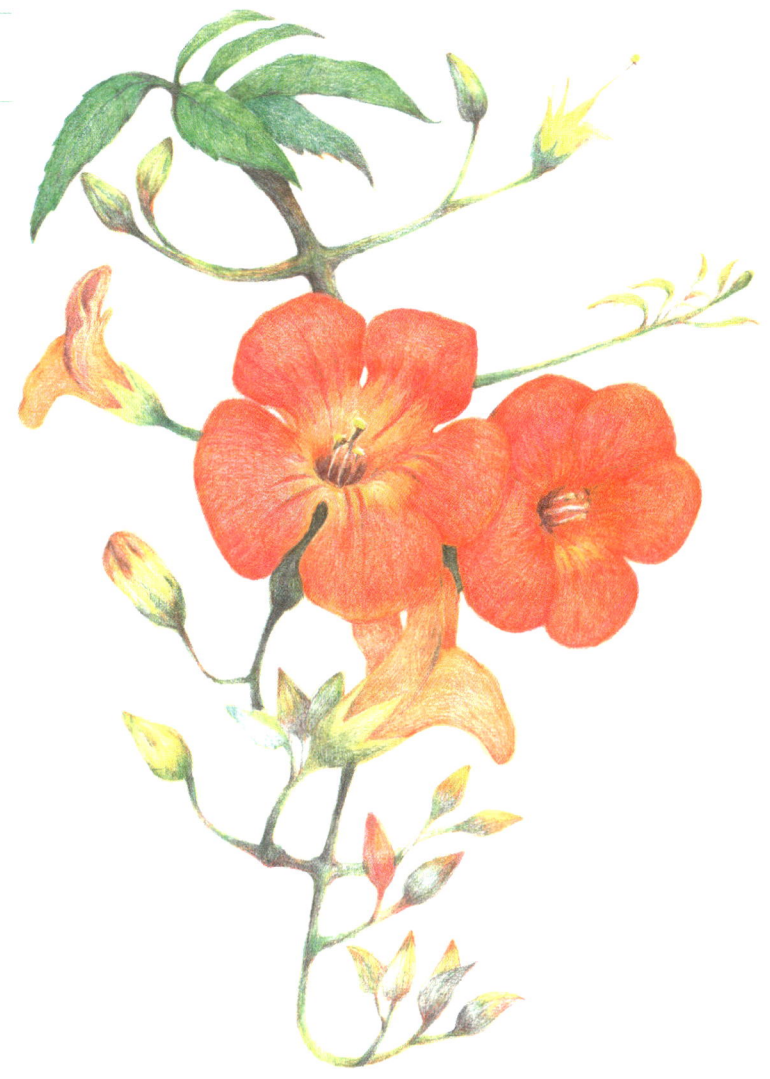

1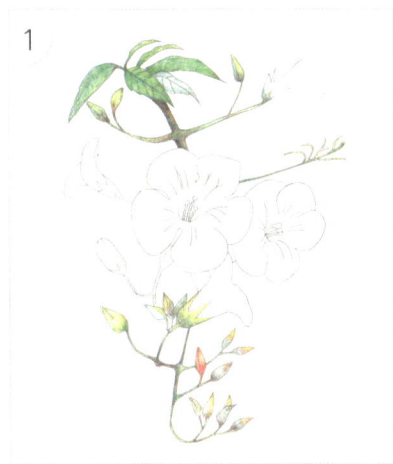

2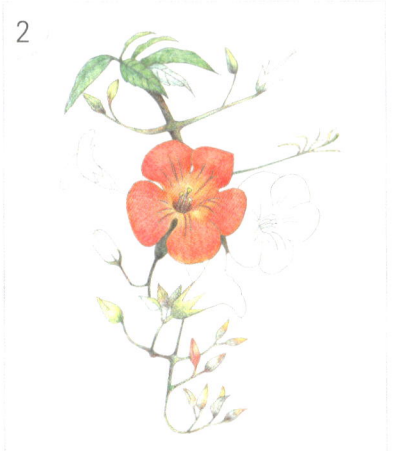

3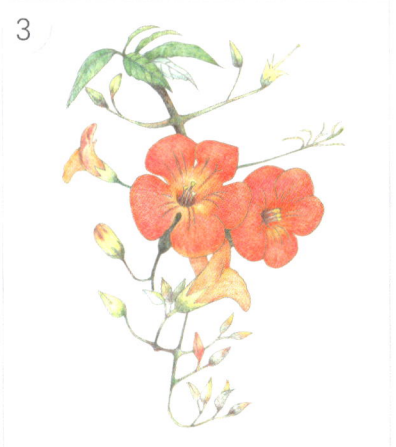

by 홍선화

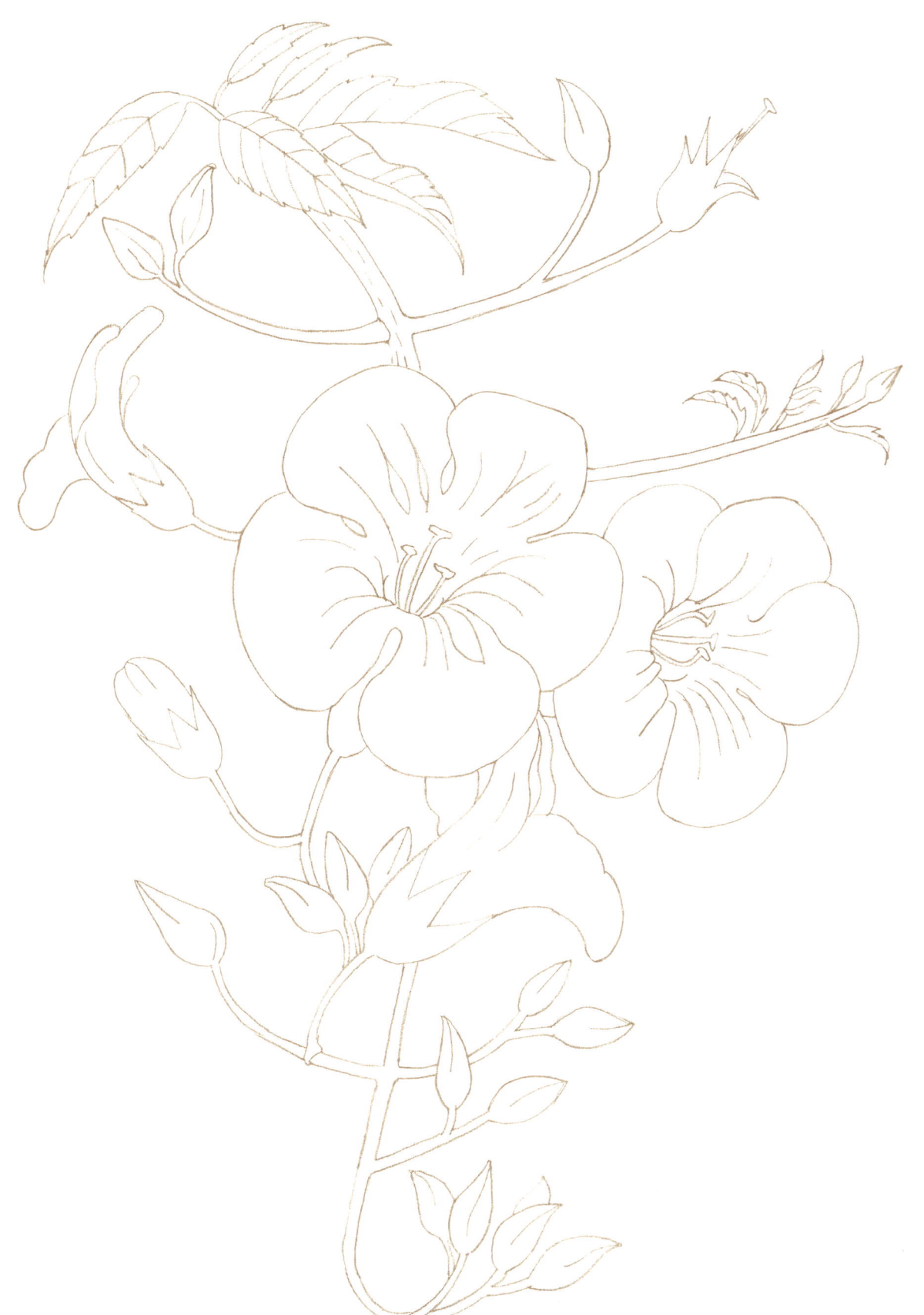

26
해바라기와 캐리어

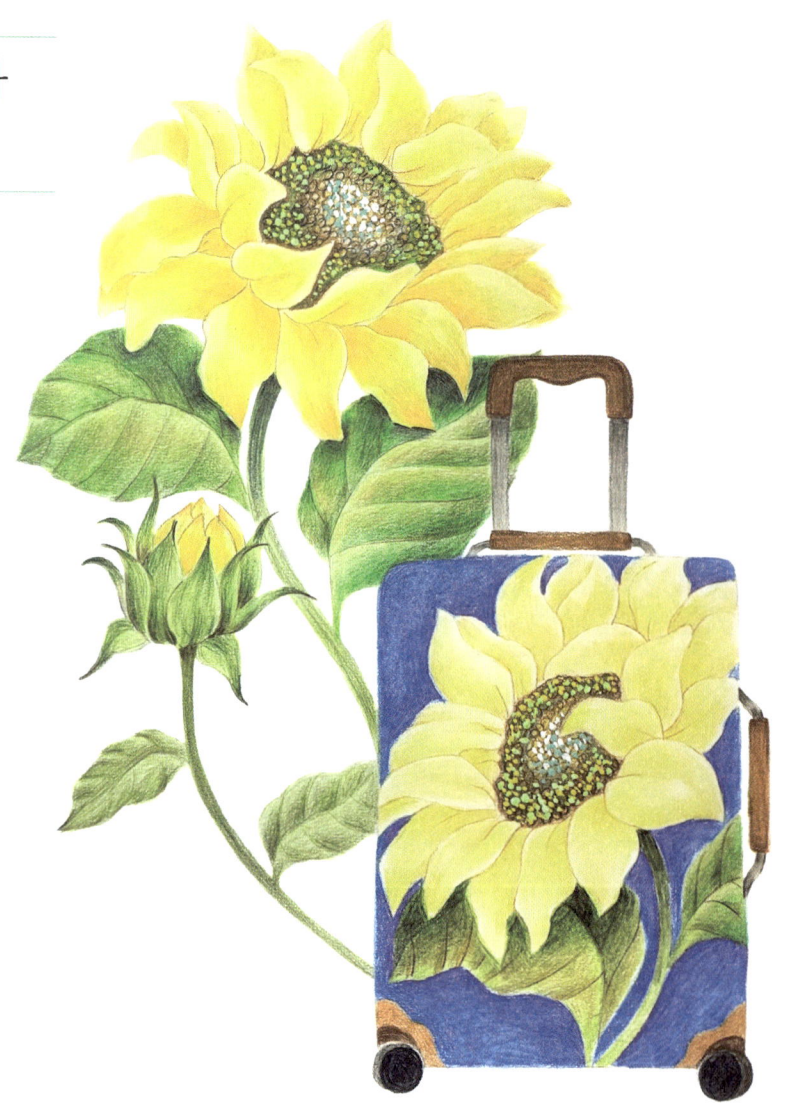

1
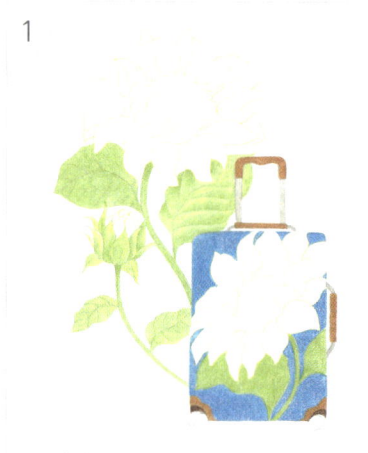

2
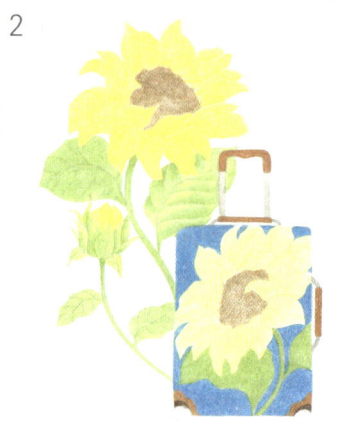

3
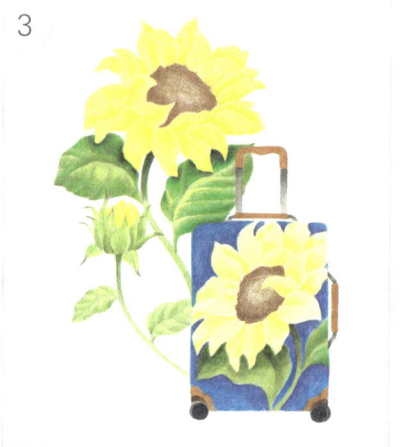

by 원갑진

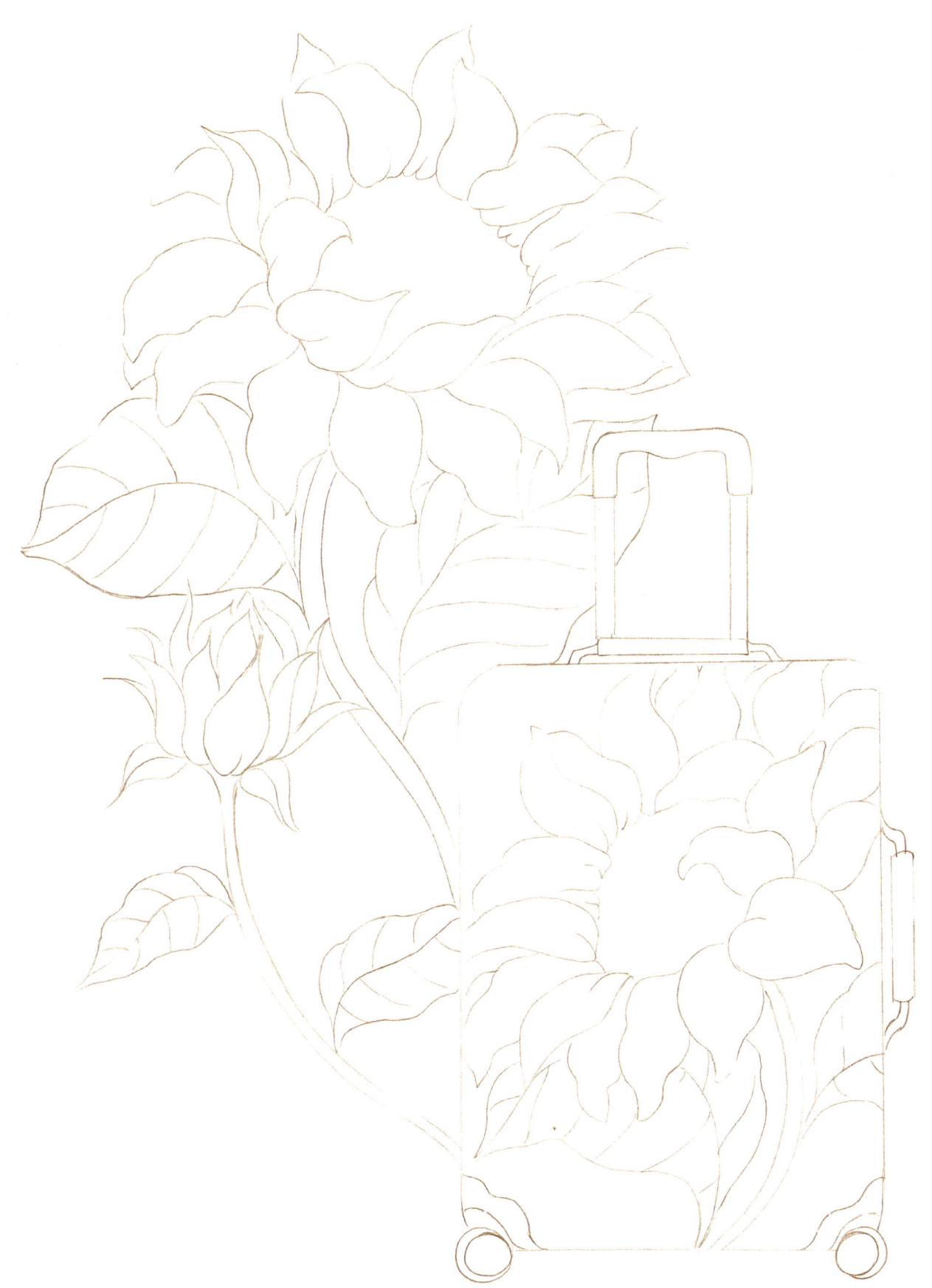

27 장독과 동백꽃

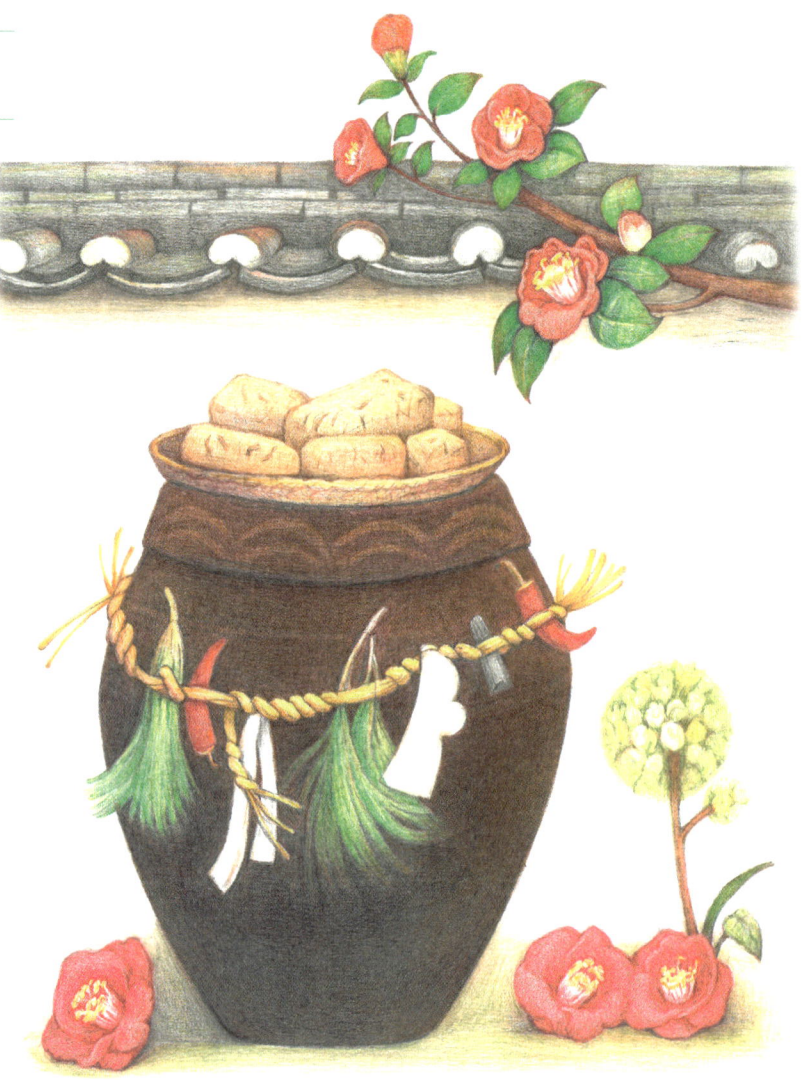

1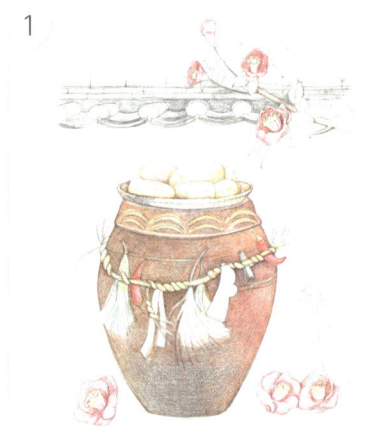
2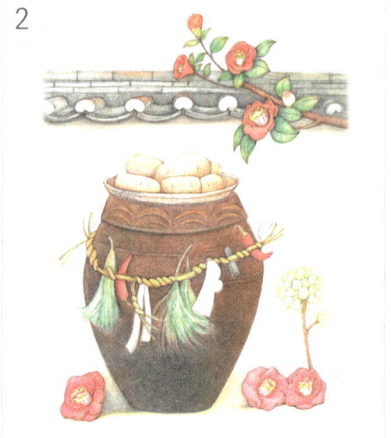
3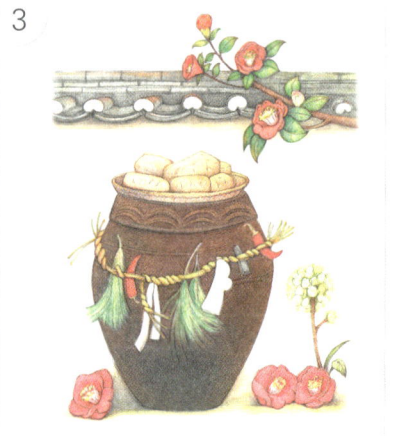

by 홍선화

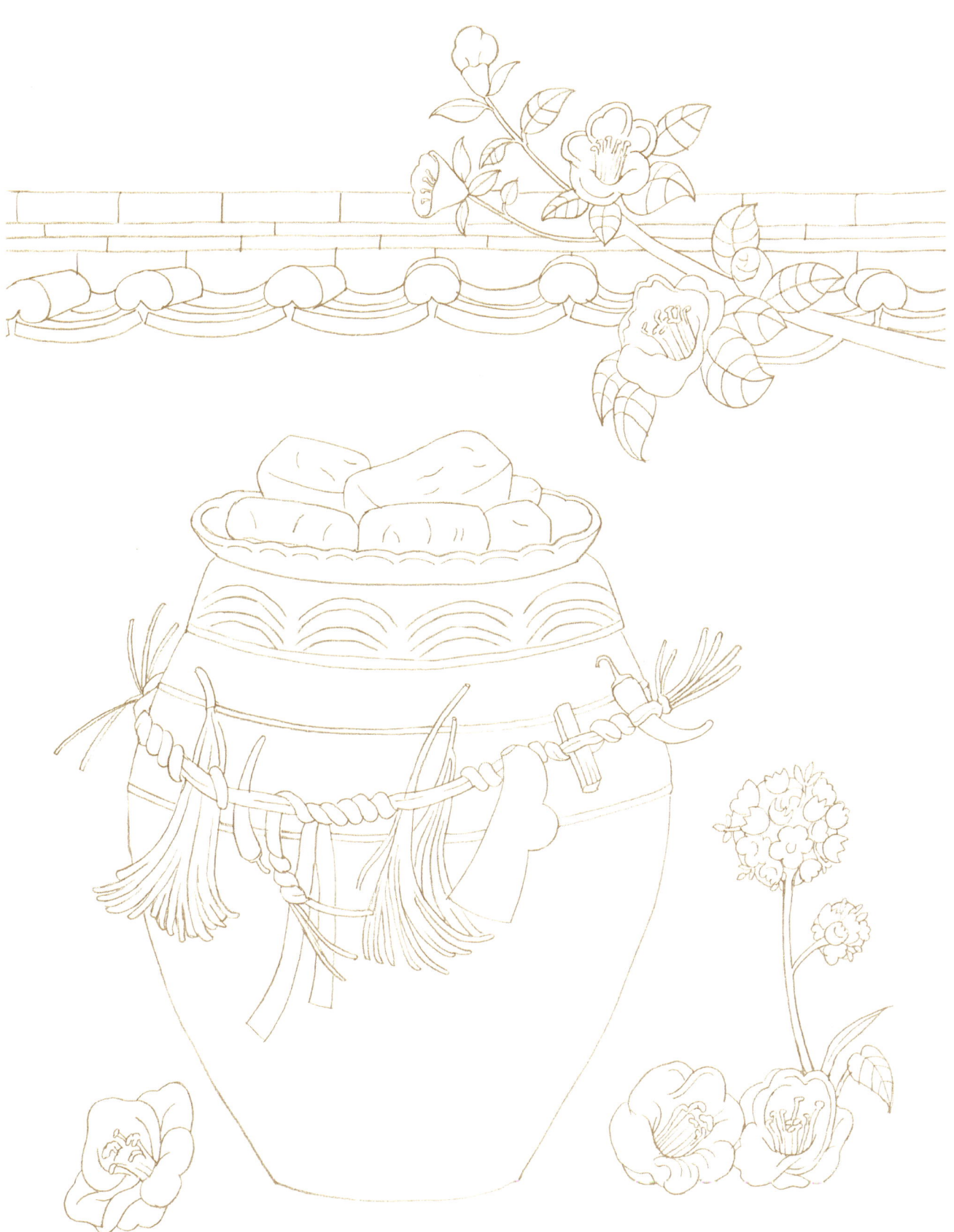

28 산타클로스 썰매

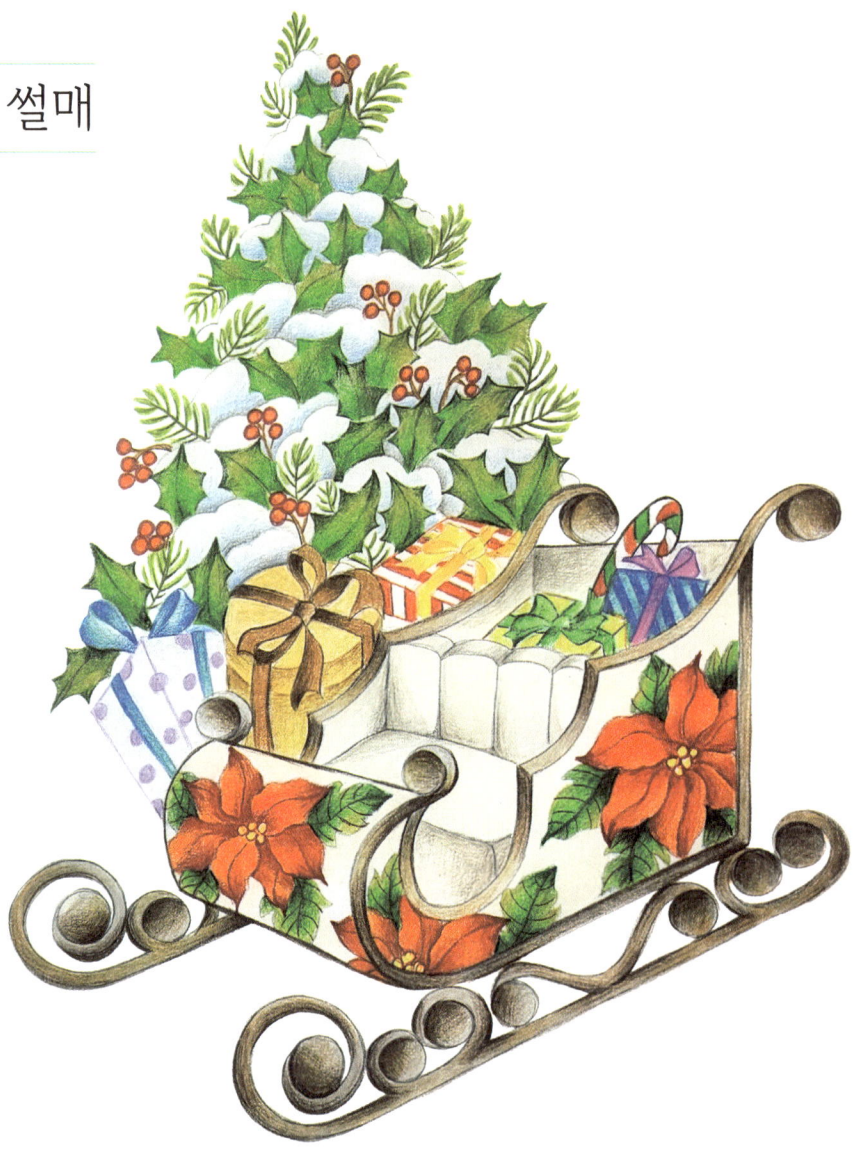

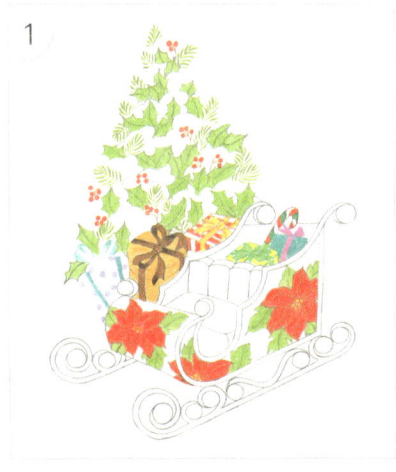
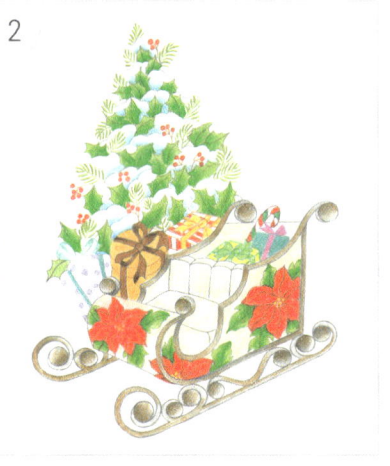
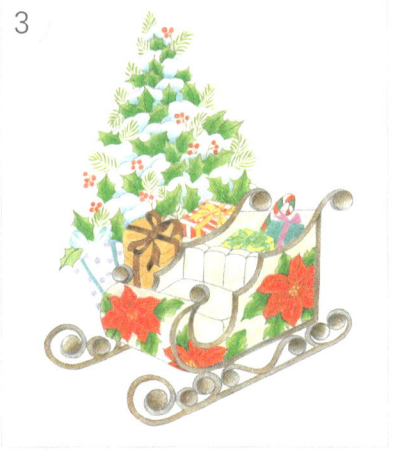

by 원갑진

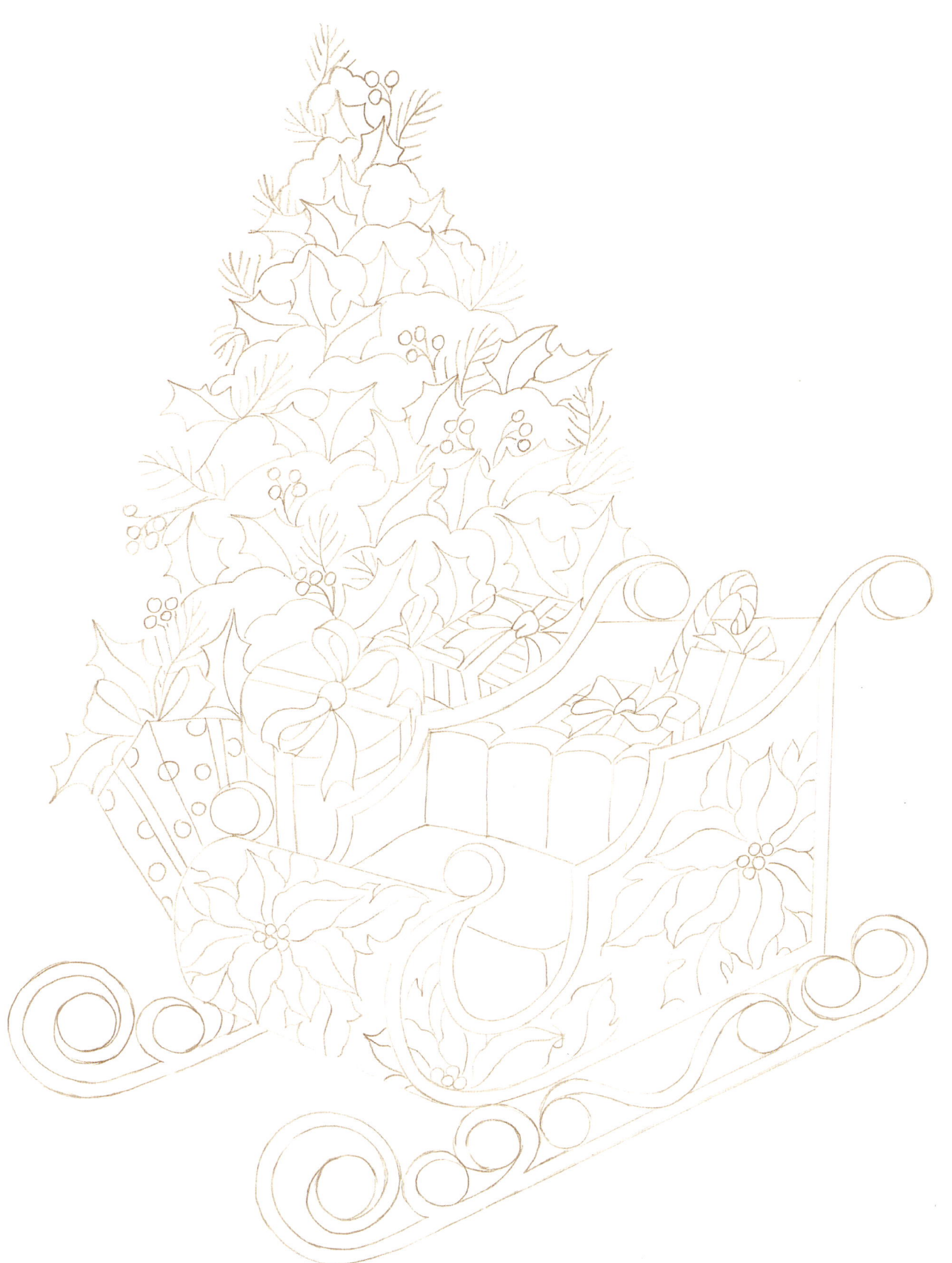

딩동댕! 골든벨 퀴즈 정답

퀴즈 1 ② 나팔꽃 ④ 망태기 ⑤ 주황색
퀴즈 2 ① 해당화 ③ 모란 ④ 외할아버지 ⑤ 위 속의 공기가 움직여서
퀴즈 3 ① 웃음꽃 ② 개 ③ 맷돌 ④ 윤동주 ⑤ 연필
퀴즈 4 ① 이젤 ② 보라색 ④ 꽃봉오리 ⑤ 물망초
퀴즈 5 ① 윤슬 ② 새옹지마(塞翁之馬) ③ 시드니 ④ 3번. 파란 꽃 ⑤ 부정한 것이나 궂은 사람의 접근을 방지하기 위해서
퀴즈 6 ① 연리지 ② 화조월석(花朝月夕) ③ 크리스마스(12월 25일) ④ 남천나무 ⑤ 1번. 심장

참고 문헌

정여주(2001) 만다라와 미술치료. 서울: 학지사.
정현희, 이은지(2017) 실제 적용 중심의 노인미술치료. 서울: 학지사.
Glaser,H./R bke,Th.(Hrsg.)(1992) Dem Alter einen Sinn geben. Heidelberg:H thig.
Kohut,H.(1971) The analysis ofthe self.New York:International UniversitiesPress.
Seligman, M.(2004) Positive psychology. 김인자(2006). 긍정심리학. 경기: 물푸레.
Winnicot,D.W.(1971) Playingandreality.New York:BasicBooks.

치매예방과 인지향상을 위한
시니어 프렌드 컬러링북 -꽃과 힐링 편-

1판 1쇄 발행 2023년 6월 20일
1판 2쇄 발행 2024년 1월 30일

지은이 시니어컬러링북클럽
감수 도지화

펴낸곳 아이콘북스
펴낸이 정유선
주소 서울시 강서구 마곡중앙6로 21, 510호 (마곡동, 이너매스마곡1)
전화 070-7582-3382
팩스 070-7966-3385
이메일 info@iconbooks.co.kr
홈페이지 www.iconbooks.co.kr

ⓒ 아이콘북스 2023
ISBN 978-89-97107-73-5 (13650)

· 이 책은 저작권법에 의해 보호받는 저작물이므로 무단 전재와 무단 복제를 금합니다.
· 잘못된 책은 구입처에서 바꿔 드립니다.
· 책값은 뒤표지에 있습니다.

> 아이콘북스는 독자 여러분의 다양한 아이디어와
> 원고 투고를 설레는 마음으로 기다리고 있습니다.
>
> 보내실 곳 : info@iconbooks.co.kr